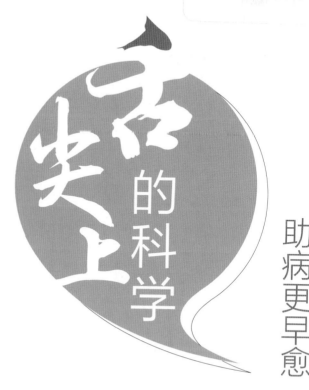

史上最的科学

助病更早愈

丛书总主编／张新渝

本册编著◎王　飞

中国医药科技出版社

图书在版编目（CIP）数据

舌尖上的科学：助病更早愈 / 王飞编著 . — 北京：
中国医药科技出版社，2016.7
ISBN 978-7-5067-8343-9

Ⅰ . ①舌… Ⅱ . ①王… Ⅲ . ①常见病 - 食物疗
法 Ⅳ . ① R247.1

中国版本图书馆 CIP 数据核字（2016）第 060883 号

美术编辑 陈君杞

版式设计 锋尚制版

出版 中国医药科技出版社

地址 北京市海淀区文慧园北路甲 22 号

邮编 100082

电话 发行：010-62227427 邮购：010-62236938

网址 www.cmstp.com

规格 710×1000mm $^1/_{16}$

印张 $10^3/_4$

字数 189 千字

版次 2016 年 7 月第 1 版

印次 2016 年 10 月第 2 次印刷

印刷 北京盛通印刷股份有限公司

经销 全国各地新华书店

书号 ISBN 978-7-5067-8343-9

定价 29.80 元

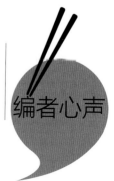

Voice of the Author

编者心声

"食疗"，一个古老的重大话题。

在中国文化史、尤其是中国医学史上，源远流长。早在西周时期，就已有了专门的"食医"，这在典籍《周礼》中有据可查。而在战国至西汉成书的、中医学现存第一部经典巨著——《黄帝内经》里，更有着全面、丰富、科学的论述。几千年来，对中华民族的健康保健，做出了不可磨灭的巨大贡献。

"食疗"，一个时尚的热门话题。

近几年，随着人们生活水平的不断提高、社会飞速发展所带来的各种身心压力的不断增加，人们对健康长寿、以及美容塑形的愿望与需求，也就日益迫切与增多。如何通过"食疗"来满足人们的愿望与需求，这是从事"食疗"事业者，义不容辞的责任与使命。

然而，前些年社会上某些所谓的养生、食疗大师们窥窃时机，虚假欺世，伪劣害人。不仅让无辜的人们付出了惨重的代价，也让科学的中医养生、中医食疗含冤蒙垢。好在国家及时拨乱反正，去伪存真，为全面、正确传播科学，创造了极好的氛围；也为还中医养生、中医食疗之清白，提供了及时的机会。

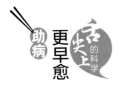

什么 是真正的食疗？

一般认为，食疗就是在三餐的食物中，加入某些中药，如在包子中加入茯苓，鸭汤中加入虫草，鸡汤中加入黄芪、当归等等。这实在是莫大的误区，这不能叫食疗，只能叫药膳，它用于有病之时。

真正的食疗，它的食材应来自于菜市场、食品超市的粮食、蔬菜、水果、肉蛋等，虽然也包括某些药食共用的食材，如老姜、大枣、花椒、桂皮、山楂、鱼腥草等，但绝不是来自药房的专用药物，它主要用于无病之日的养生保健，当然也可用于有病之时的辅助治疗。

因此，真正的中医食疗应该是，根据养生保健、美容塑形、疾病治疗、健康恢复等的需要，季节、地域、体质、性别、年龄、职业等的不同，各种食物性味、功效等的特殊性，有针对性地选择多食或少食、甚至不食某些食物，从而达到养生防病、美容塑形、促病早愈、促早康复的目的。

必须申明，笔者一向坚决反对无病用药，尤其长期、大量滥用药物，其弊端至少有三：

首先 中医学认为无病期间，人体的阴阳、气血、脏腑功能是协调的，即使因气候、体质、状态等原因，暂时有些偏差，也在自我调节范围之内。而任何药物都具有某种、或多种性味上的偏性、甚至毒性，而且远比食物要强烈、厉害得多，无病用药就会干扰、甚至破坏原本协调的阴阳气血、正常的脏腑功能，造成药源性的失调，从而衍生多种本来不应该发生的疾病。没病找病害，拿钱买病生，自己坑自己，岂不弄巧成拙。

同时 无病用药，还会增加身体耐药性的可能，一旦生病，疗效何以求，生命何以救，岂不冤枉之极。

此外 无病用药，势必加大对有限的医药资源的浪费与掠夺，对真正需药治病救命的病员，如果因此而缺药，于情何以堪，于心何以忍，损人不利己，岂不残忍之至。

当然，在有病之时，根据病情需要，不仅可用相宜的食疗，也可以用适合的药膳。

食疗的作用有哪些?

【养生防病】

生命的宝贵，就在于它的短暂性、唯一性，因此健康长寿是人类从古至今最美好的愿望、最实在的追求。

正确、及时地运用食疗，可以维护人体正气的旺盛，减少各种邪气的破坏，保障气血阴阳的协调，降低疾病发生的风险，从而使生命的活力更旺、生活的质量更高、生存的时间更长。

【减少食害】

饮食，是生命活动的源泉与保障。

可是，近年来我们的饮食状况，令人担忧。因为不知而饮食搭配不当，所带来的影响还姑且不谈；人为的添加所造成的伤害，如浸泡干海鲜用福尔马林、牛奶中超标的三聚氰胺、盐卤制品中的苏丹红、皮蛋中的铅，以及注水猪肉、地沟油、生长激素、残存的农药等屡见报道，让人惶恐。然而，一日三餐离不开，欲吃不敢，欲罢不可。虽然政府不断地大力打击，也难保今后不再发生。

其实，只要掌握了科学的食疗，合理运用，对以上人为所导致的危害，是可以降低、减轻、甚至消除的，也就不再为饮食的安全而担心。

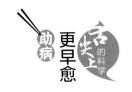

【美容塑形】

天使般的面容、魔鬼般的身材，谁人不喜欢、谁人不期望，尤其女性对此的追求、更是孜孜不倦。

坚持、科学的运用食疗，可以在某种程度上达到美容、美发、塑形的效果，从而让你的容颜更靓丽、秀发更飘逸、形体更匀称，由此也让你的心情更愉悦，疾病也会少发生。

【促病早愈】

生病有痛苦，甚至会丧命。相信没有一人愿意生病、乐意生病、争取生病。一旦生病，及时到正规医院，找专业医生，及时检查，正确治疗，这是对生命的负责，最为明智的选择。

然而，食物的主要作用虽然是提供生命活动所需的各种营养，但也含有某些能够治疗疾病的物质，尽管不如药物专一、显著，但确能起到一定的作用。

因此，在疾病的治疗过程中，及时、适宜地运用食疗，可以起到辅助治疗的作用，从而达到扶正祛邪、减轻痛苦、缩短病程，促进疾病及早痊愈的目的。让人们早日远离病痛的折磨，早日摆脱死亡的威胁。

【促早康复】

疾病的结束，并不意味身体的康复，身体的气血阴阳等正气因受邪气的伤害、疾病的摧残，其恢复往日的旺盛，还须要一个过程。

这时若能尽快、合理运用食疗，可以加快人体正气的恢复过程，帮助气血阴阳的重建协调，促进脏腑功能的尽快正常，使病后的身体早早康复，再展昔日的雄风与魅力。

科学的食疗有如此多的好处，何乐而不为！

丛书的内容与宗旨：

也正是出于以上的目的，并让广大民众能够分享到食疗的独特作用，成都中医药大学营养师培训中心组织编写了本套中医大众食疗丛书。

成都中医药大学营养师培训中心，聚集了众多营养学、养生学、食疗学的高级专家，十年来培养出了大批从业人员，如今活跃在各条战线上，为广大民众的健康保驾护航。这套丛书正是这些专家们长期研究、教学、并躬行实践的结晶。

编写过程中，首先编辑委员会集体讨论了内容体系，然后由参编人员分工编写，再由各册第一作者负责修改，最后由本丛书总主编统稿、审订。

全套共分为四册。

《舌尖上的科学——吃得更明白》

首先介绍了中医食疗所必须根据四气、五味、季节、地域、体质、脏腑功能等不同需要，正确运用的基本方法，也就是"辨证论食"的科学原理；其次，将人们最常用的食材各自的性味、功效、运用做了详细的介绍，以满足所有人们养生保健、祛病延年的广泛需要。

《舌尖上的科学——吃出健康来》

根据春夏秋冬不同季节的特点，介绍了不同季节所适宜的食疗，以满足广大人们四季养生、防病增寿的具体需要。

《舌尖上的科学——吃出高颜值》

以发、容、胸、形为重点，介绍了如何使之更"美"，所适宜的食疗，以满足爱美人们的个体需要。

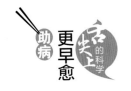

《舌尖上的科学——助病更早愈》

　　以常见症、病为重点，介绍了适宜于促进该病早日痊愈、身体早日康复的食疗，以满足患病人们的特殊需要。

　　由于本套丛书是为广大民众养生延年、美容塑形、防病治病的需要而编写，因此全书内容在保证有效、安全的原则下，还尽可能做到以下要求：

【看得懂】

　　本套丛书的文字叙述，尽量用浅显、通俗的语言来表达，尽量避免中医西医深奥的理论与艰涩的述语，力求读者一看就明白、一看就懂得。

【用得上】

　　本套丛书所介绍的养生保健、辅助治疗、美容塑形等方面的具体内容，都是人们日常所需、经常所见、时常所想，力求读者一看就想用，一用就有用。

【买得到】

　　本套丛书所介绍的食材，均是菜市场、食品超市随时都能购到的最常见食物，决不追求稀有、稀奇，避免踏破铁鞋无觅处，力求得来全不费工夫。

【买得起】

　　本套丛书所介绍的食材，其价格都很便宜，都是普通民众经济能力承受范围之内的普通食物，决不追求名贵、价昂，以免普通百姓欲买不能、欲罢不忍。

【做得来】

　　本套丛书所介绍的食疗方法，简单易做，广大民众只要按书中所说都能操作实施，不费太大的功夫，就能品尝到自己亲手制作的食疗，进而体会到它所带来的妙用。

【吃得下】

虽说良药苦口有利于病，其实生病吃药实属无奈。如果同样有效，口感很好的药物，更易于被接受，尤其是对儿童来说；也只有吃得下，效大也好、效小也罢，才能起到作用。食物的口感要比药物好得多，如果能考虑到这一实际，则更利于民众的接受与坚持，更好地发挥食疗应有的作用。

千古有真言，"民以食为天"。一日三餐，离不得，断不了，这是生命的需要。

广大读者如果能从本丛书领略到真正的中医食疗之精髓，吃得更明白、更安全、更放心，得到一些有益的启示、帮助与实惠，我们也就心满意足了！

张新渝

2016年3月

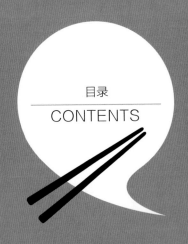

目录
CONTENTS

症状篇

所谓症状，是指疾病发生时的各种表现。可分为主观症状与客观症状。前者指病人的感觉所有，如疼痛、胀满、头晕、心慌、疲惫、乏力等；后者指能为医者（也包括患者）所能察觉，如发热、水肿、黄疸、咳喘、呕吐、腹泻等。也有指前者为症状，后者为体征者。

其实，有些疾病表现感觉与体征都有，很难截然划分，只是各有侧重而已。

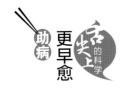
 胃痛

　　胃痛，又称胃脘痛，是以上腹胃脘部近心窝处疼痛为主症的病症。胃痛的病因，分为外因和内因两类。外因是由于外感寒、热、湿诸邪，内客于胃，导致胃脘气机阻滞，不通则痛；内因是由于饮食伤胃、情志不畅以及素体脾虚。本病病机为胃气阻滞，胃失和降。病位在胃，而又与肝、脾关系密切。

　　胃痛在西医中常见于急慢性胃炎、消化道溃疡、上消化道出血、胃癌等过程中。首先应该辨明属于何病，可通过胃镜及组织学检查、HP检查、胃液分析、血清学检查等手段，确诊后给予相应的防治。

[**常用食材**] 　» 橘子皮、橘子核、茴香、花椒、胡椒、生姜、白萝卜、白萝卜籽、大葱、西红柿、南瓜、木瓜、大枣等。

[**常用食方**] 　**1 茴香牛肉丸**

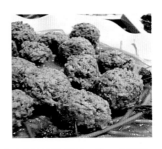

食材： 小茴香叶50克，牛肉250克，鸡蛋1个，猪油30克，食盐、鸡精、料酒适量。

做法： 新鲜的茴香叶洗净切碎，牛肉切片后成泥，将二者装入碗中，再加入蛋清、盐、料酒拌匀，猪油煮水，用手把肉泥挤圆，大火煮沸5分钟，去除浮沫，起锅前加入适量的盐、鸡精调味。

用法： 食肉饮汤，分3次服。

功效： 益气温中，行气止痛。

　　小茴香叶性温、味辛，辛温发散，能散寒行气止痛，其气味清香，又可调理脾胃之气而开胃；现已发现它能刺激胃肠神经血管，增强消化腺分泌，促进胃肠蠕动。牛肉为我国的第二大肉类食品，益气补精，蛋白质含量高，而脂肪含量低，所含氨基酸比猪肉更接近人体需要，能提高机体抵抗力；且牛肉为寒冬补益佳品，寒冬食用牛肉，有暖胃作用。本方用于脾胃气虚、中焦有寒之胃脘冷痛者。

2 生姜煨红枣

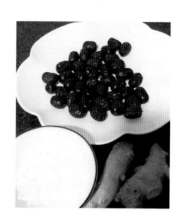

食材：新鲜带皮生姜、红枣若干。

做法：新鲜带皮生姜洗净，每块生姜大约20克，切成两半，中间挖空，藏入红枣一枚，再合好，放置炭火上煨至生姜焦后取红枣食。

用法：每次3~4枚。

功效：温中益气，散寒止痛。

红枣味甘性温，有补中益气、养血安神、缓和药性的功能，与生姜一起食用，可治疗外感风寒、饮食不慎所引起的如胃脘冷痛、胃胀、呕吐等症状。

3 三仙炖排骨

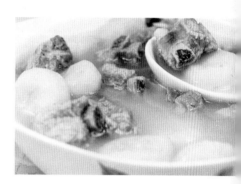

食材：麦芽、山楂、神曲、莱菔子、陈皮各10克，排骨500克，盐或糖适量。

做法：先将麦芽、山楂、神曲、分别用大火炒至外面焦褐色，内部焦黄色；莱菔子炒至香熟备用。将排骨用冷水清洗去血水，放入锅中，用大火煮沸，捞去浮沫，再将麦芽、山楂、神曲、莱菔子、陈皮放入锅中，煮沸后改用小火，再熬半小时，可依据个人口味加入食盐或糖即可。

用法：每日分3次，温热食用。

功效：健运消食，和中止痛。

麦芽性温、味甘平，行气消食，健脾开胃，退乳消胀，主治食积不消、脘腹胀痛、脾虚食少，能够促进淀粉性食物的消

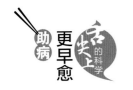
化。山楂性微温、味酸甘，开胃消食，化滞消积，活血散瘀，化痰行气，用于肉食积滞。神曲性温、味辛甘，能健脾和胃、消食和中，用于饮食积滞、瘀血腹痛、小儿腹大坚积。莱菔子性平、味辛甘，消食除胀，降气化痰，用于饮食停滞、脘腹胀痛，且炒制后有效成分易煎出，可缓解服用生品后出现的恶心不适感。麦芽、山楂、神曲经炒制后合用，称之为焦三仙，与莱菔子同属健脾消食之品，同食则消食健脾之力显著，能够有效化解食积、缓解胃痛。陈皮性温、味辛苦，温养脾，辛能醒脾，苦能健脾，故能行脾胃之气，理气健脾而消食。排骨能为人体提供优质蛋白质和必需脂肪酸及钙质。本方用于暴饮暴食所致各种食积不化的胃脘胀痛、食少等。

4 木瓜鲩鱼汤

食材： 新鲜木瓜100克、鲩鱼尾100克。

做法： 鲜木瓜洗净削皮切块备用，鲩鱼尾入油煎片刻，加木瓜及生姜少许，放适量水，共煮1小时左右。

用法： 每天1份，分2次温服。

功效： 消食化积，和中止痛。

木瓜中的木瓜蛋白酶，有助食物消化的作用；木瓜中的脂肪酶，可将脂肪分解成脂肪酸，促进食物中脂肪的消化吸收；木瓜蛋白酶还有促进和调节胰液分泌的作用。鲩鱼味甘、性温，暖胃和中，消食化滞。木瓜与鲩鱼煮汤，能消食化滞，缓解饮食积滞引起的胃痛等不适。

5 香苏茶

食材： 苏叶、陈皮、麦芽、制香附各6克，茶叶少许。

做法： 四味药物用清水洗净，与茶叶一起放入茶壶内，开水浸泡10分钟。

用法： 每日1份，当茶饮用。

功效： 疏肝行气，和胃止痛。

苏叶辛、微温，发表散寒，行气宽中，可治胸腹胀满、呕恶腹泻，用于脾胃气滞之证。陈皮辛散通温，气味芳香，长于理气。香附理气解郁，用于肝郁气滞，胸胁脘腹胀痛、消化不良等。麦芽消食化滞。本方用于肝气郁结、横逆犯胃引起的胃痛、胃胀、呃逆、嗳气、消化不良等症。

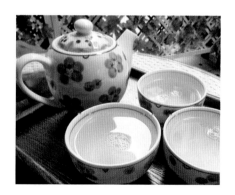

6 救必应煲猪肚汤

食材：救必应15克、茵陈12克、新鲜猪肚一个。

做法：先将猪肚洗净，切块，与救必应、茵陈一同放进汤煲内，再加进适量清水，中火煲汤约1小时。

用法：饮汤食猪肚，一日分2、3次服用。

功效：清热利湿，和中止痛。

救必应又名白木香、羊不吃、土千年健、山冬青，性寒、味苦，清热解毒，利湿止痛。茵陈性微寒、味苦辛，清热利湿之佳品。猪肚能健脾胃、益心肾、补虚损，为补益脾胃的要品。本方是治疗湿热中阻的有效食疗方，症见胃脘灼痛、口干不饮、恶心干呕、舌红苔黄厚腻等。

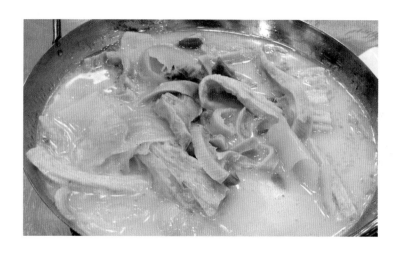

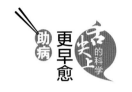
7 三七炖猪肚

食材： 鲜猪肚1个、三七10克、石斛30克、蜂蜜50克。

做法： 猪肚洗净，三七、石斛洗净后与蜂蜜一起填入猪肚中，将肚口缝合，置于砂锅中小火炖至熟烂即可。

用法： 食肚喝汤，每日分3次服，连服半月为一疗程。

功效： 补益脾胃，散瘀止痛。

三七补血活血，散瘀定痛。石斛生津养胃，有助消化。蜂蜜缓急止痛，对胃和十二指肠溃疡病等都有良好的辅助医疗作用。猪肚具有补虚损、健脾胃的作用。本方用于脾胃不足又有瘀滞的胃痛，症见食少便溏，胃脘刺痛等。

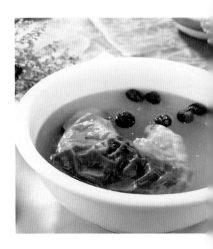

8 枸杞叶炒蛋

食材： 新鲜枸杞叶200克、鸡蛋3个、盐及食用油适量。

做法： 新鲜枸杞叶洗净备用，鸡蛋打入碗中，用筷子搅匀。将锅放于大火上，倒入油加热后，将鸡蛋倒入锅中，鸡蛋凝固后，加入枸杞叶，稍微煸炒，放入盐即可起锅。

用法： 一日分2次服，作为主餐食用。

功效： 益气养血，补脾健胃。

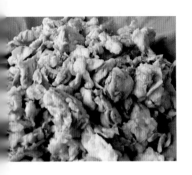

枸杞叶养血益精，所含的各种维生素、必需氨基酸、亚麻油酸能促进体内的新陈代谢，促进血液循环。鸡蛋滋阴益气，几乎含有人体必需的所有营养物质，如蛋白质、脂肪、卵磷脂、卵黄素及钙、铁无机盐等成分，对神经系统和身体发育很有帮助，增强机体的代谢功能、免疫功能。本方用于气血不足、脾胃虚弱而有胃痛者，症见面色萎黄、神疲乏力、食少便溏、胃脘隐痛等。

9 糯米百合桑椹粥

食材： 小米100克，百合、桑椹各50克，红糖20克。

做法： 同煮粥，红糖调味。

用法： 每日分2次温服。

功效： 滋阴养胃，清热止痛。

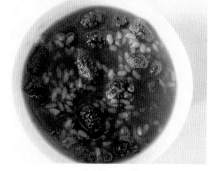

百合性微寒、味甘，具有养阴润肺、清心安神的作用，且可养胃阴、清胃热，用于治疗胃阴虚有热之胃脘疼痛。桑椹性寒、味甘酸，能滋阴补血、生津润燥。红糖性温、味甘，能补中缓急、和血行瘀，可用于脾胃虚弱、胃痛呕哕。小米在中国北方通称谷子，性凉、味甘咸，具有补益虚损、健脾和胃、清热解渴、滋阴养血等作用。本方用于胃阴虚而有胃痛者，症见口燥咽干、大便干燥、胃脘隐痛、灼痛，或有干呕呃逆等。

10 沙参麦冬饴糖雪梨汁

食材： 沙参、麦冬各10克，饴糖30克，雪梨100克。

做法： 雪梨打烂取汁；将煎煮沙参、麦冬，煎煮去渣取汁，趁热调入饴糖及雪梨汁。

用法： 每日分2次温服，连用1个月。

功效： 生津益胃，清热止痛。

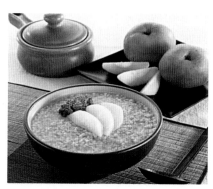

沙参味甘、微苦，能够养阴清肺，益胃生津；麦冬味甘、微苦，具有益胃生津、清心除烦的作用。雪梨味甘、性寒，具生津润燥之功效。饴糖甘温，具有缓中、补虚、生津、润燥的作用。本方用于胃津不足而有痛者，症见口干、口渴、多饮、大便干结、胃脘觉热而痛等。

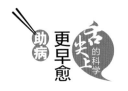

11 桂皮丁香煲羊肉汤

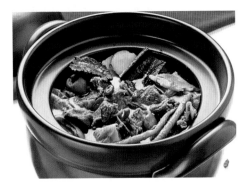

食材： 桂皮6~9克、新鲜羊肉1000克、丁香3~5克、生姜片、植物油及食盐适量。

做法： 先用温水洗净羊肉表面的细毛及杂质，切成小块，然后放入锅中，焯水去尽血沫，再冲洗干净。将洗净的羊肉与桂皮、丁香、生姜一起放进汤煲内，用大火煮沸后改为中火煲汤，煲至羊肉软烂即可。

用法： 饮汤食肉，分3次服。

功效： 温阳补气，散寒止痛。

桂皮性热、味辛甘，有补元阳、暖脾胃、除积冷、通血脉、止痛和止泻的功效。丁香辛温，能温脾胃、降逆气，主治胃寒呕逆、吐泻、脘腹作痛。生姜辛温，能祛风散寒、温中止呕，用于治疗寒犯中焦或脾胃虚寒之胃脘冷痛。羊肉甘热，有补肾壮阳的作用，可增强人的体魄，是一种优良的温补强壮剂。本方用于脾肾虚寒引起的胃痛，症见神疲乏力、形寒肢冷、腰酸便溏、胃脘冷痛隐痛等。

12 山药炖鳙鱼

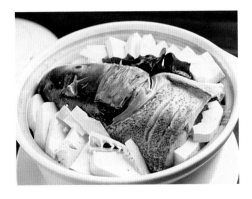

食材： 山药200克、生姜30克、鳙鱼500克、陈皮10克、盐适量。

做法： 山药洗净切块，生姜洗净切丝，鳙鱼去鳞去除内脏备用。将鳙鱼、陈皮、姜丝放入锅中，大火煮沸后，放入山药，待山药熟透，加盐调味。

用法： 佐餐食用，分2次服。

功效：温中补虚，散寒止痛。

山药性平、味甘，为平补三焦之良药，兼有收涩的作用，亦食亦药，对胃肠有双向调节作用，有助消化。生姜辛散温通，能温胃散寒，善治脾胃虚寒之胃脘冷痛。鲡鱼性温、味甘，能和中补虚、温胃散寒。陈皮性温、味苦辛，辛行温通，苦温而燥，能行气止痛，健脾和中。本方用于脾胃不足、虚寒凝滞所致的胃痛，症见倦怠无力、四肢不温、食少便溏、胃脘冷痛隐痛等。

[食疗备要]

（1）长期胃痛的病人每日三餐或加餐均应定时，间隔时间要合理。急性胃痛的病人应尽量少食多餐，平时应少食或不食零食，以减轻胃的负荷量。

（2）平时的饮食应供给富含维生素的食物，以利于保护胃黏膜和提高其防御能力，并促进局部病变的修复。多食清淡，少食肥甘及各种刺激性食物，如含酒精及香料的食物。谨防食物中的过酸、过甜、过咸、过苦、过辛，不可使五味有所偏嗜。

（3）保持乐观的情绪，避免过劳过逸。

（4）胃痛患者，慎用水杨酸、肾上腺皮质激素等药物。

二 痞满

痞满，是指以自觉心下堵塞，胸膈胀满，触之无形，按之柔软，压之无痛为主要症状的病症。按部位痞满可分为胸痞、心下痞。心下痞又称胃痞，此处主要指胃脘部出现的上述症状。中医学认为，痞满的病因分为感受外邪、内伤饮食、情志失调。自然界的风寒暑湿等六淫，侵袭人体，由表入里或误用泻下药物伤害了中焦脾胃，邪气乘虚内陷，结于胃脘，导致痞满。其他或因患者嗜烟好酒、烟酒辛温燥烈、熏灼胃脘，或过食辛辣肥甘炙煿，或平素脾运不健、消化不良、食滞胃脘、气机阻滞，或情志不畅、忧思恼怒、肝气郁滞、横逆乘脾犯胃、致脾胃升降失常，或忧思伤脾、脾失健运等，皆可发生痞满。

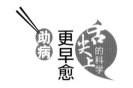

痞满常见于西医学中的慢性胃炎（包括浅表性胃炎和萎缩性胃炎）、功能性消化不良、胃下垂等疾病。可结合病史、病情、体检做相关检查，如胃镜、病理组织活检、X线钡餐检查幽门螺杆菌（Hp）等，以协助诊断。

| 常用食材 | » 白萝卜、白萝卜籽、薤头、冬瓜、生姜、胡椒、山楂、橘子皮、鸡内金、谷芽、麦芽等。 |

常用食方

1 山楂萝卜汤

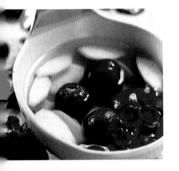

食材： 山楂10克、白萝卜50克。

做法： 白萝卜洗净切片，山楂洗净去核，一起放入锅中，加适量清水，小火煮沸，煎成一小碗汤，但不可以为增加口感而加糖。

用法： 一次服下，一天2次。

功效： 健脾理气，消食除满。

山楂性温、味酸甘，有消食开胃、活血化瘀、收敛止痢之效，能消一切饮食积滞，尤长于消肉食油腻之积。白萝卜性凉、味辛甘，下气消食除胀，长于消面食之积，是食疗佳品，为蔬菜中最有利者。两种食物同时食用，善消各种食物积滞所致的胃脘痞满，可以说是治疗消化不良，缺少胃酸的理想食物。

2 山楂粥

食材： 鸡内金10克、山楂15克、粳米100克。

做法： 鸡内金洗净、烘干研成细粉待用，山楂洗净切片，与粳米一同放入锅中，加适量清水，小火煮成粥，再加鸡内金粉，再沸即可食之。

用法： 每日分3次服。

功效：养胃健运，消食除胀。

鸡内金性平、味甘，消食化积作用较强，并可健运脾胃，广泛用于米面薯蓣乳肉等各种食积，配山楂增强消食导滞之效。粳米味甘淡、性平和，益气生津，补养脾胃，作为我国南方人民的主食，是获取热量的主要来源，含有大量碳水化合物，约占79%，其米糠层的粗纤维分子，有助胃肠蠕动。本方用于脾胃不足，多食觉胀、经常便溏的患者。

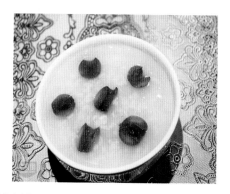

3 薏仁佛手粥

食材：生薏苡仁40克、粳米80克、佛手10克。

做法：先将薏苡仁用水煮烂，再加入粳米、佛手同煮为粥，食盐调味。

用法：每日分2次服。

功效：疏肝健脾，行气除胀。

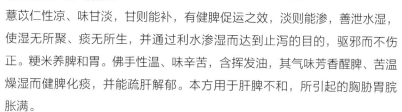

薏苡仁性凉、味甘淡，甘则能补，有健脾促运之效，淡则能渗，善泄水湿，使湿无所聚、痰无所生，并通过利水渗湿而达到止泻的目的，驱邪而不伤正。粳米养脾和胃。佛手性温、味辛苦，含挥发油，其气味芳香醒脾、苦温燥湿而健脾化痰，并能疏肝解郁。本方用于肝脾不和，所引起的胸胁胃脘胀满。

4 党参茯苓粥

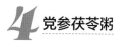

食材：党参15克、茯苓20克、生姜5克、大米100克。

做法：先将党参、茯苓、生姜共煎成1000毫升汁，去渣后再加大米煮粥。

用法：每日分2次服。

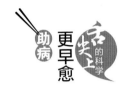

功效：补益脾肺，化痰除满。

党参性平、味甘，有补脾肺气、补血生津之用，其作用较人参力弱而相似，故临床上常用党参代替人参，用来治疗脾肺气虚的轻证。茯苓淡渗甘补，能利水渗湿健脾，且能补益心脾、宁心安神。生姜性温、味辛，因其辛散温通之用，而有温化痰饮之效。

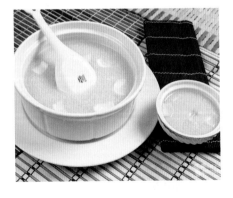

粳米顾护脾胃。本方用于脾肺气虚，所引起的痰多胀满、食少便溏、体倦乏力等。

5 蚕豆橘叶饮

食材：蚕豆50克、鲜橘叶15克、大腹皮10克、冬瓜皮25克。

做法：蚕豆、鲜橘叶、大腹皮、冬瓜皮放入锅中，加适量清水，煮沸加鲜橘叶，再沸取汁300毫升。

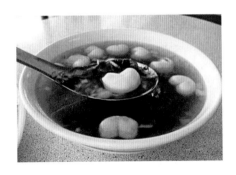

用法：温服，每日1次。

功效：行气利水，除湿消痞。

蚕豆性平、味甘，行气利水，而皮中的粗纤维有降低胆固醇、促进肠蠕动的作用。鲜橘叶性平、味苦辛，有疏肝行气、化痰散结的作用，橘叶中除含有丰富的维生素C，还含有多种碳水化合物、挥发油。大腹皮性微温、味辛，有行气宽中、利水消肿的功效，所含有得槟榔碱、槟榔次碱等，有兴奋胃肠道平滑肌、促进胃肠动力的作用。冬瓜皮性凉，味淡，有利水消肿、清热解暑之效。本方用于水湿集聚所引起的胃脘痞满、痰涎特多、恶心干呕、大便稀溏等。

6 西瓜翠衣茶

食材：西瓜1个、茶叶若干。

做法：西瓜去瓤，将皮洗净切丝，悬于通风处阴干。每次用干西瓜皮10克、茶叶3克，水煎或沸水中冲泡。

用法：如茶饮。

功效：清热解暑，利湿消满。

西瓜皮又称西瓜翠衣，性凉、味甘，能清热解暑、利小便。茶叶中所含咖啡因，泡茶时80%能溶入水中，饮用后能兴奋神经中枢，促进新陈代谢，促进胃液分泌，助消化，解油腻。本方亦用于水湿内聚所引起的胃脘痞满，尤用于夏天暑湿所致者。

7 麦芽粥

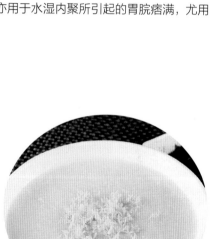

食材：麦芽20克、粳米60克。

做法：先将麦芽用小火炒至微黄，粳米洗净与麦芽同煮成粥。

用法：分早晚温食。

功效：健运和脾，消食除满。

麦芽性平、味甘，有消食健胃、疏肝解郁之效，所含淀粉酶能将淀粉分解成麦芽糖和糊精，其煎剂对胃酸及胃蛋白酶的分泌有轻度促进作用，水煎剂中提出一种胰淀粉酶激活剂，亦可助消化。粳米顾护脾胃。本方用于脾胃不足，或因面食过多、积滞不化所引起的痞满。

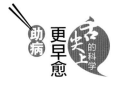

8 梅花佛手粥

食材： 白梅花20克、鲜佛手20克、粳米100克。

做法： 白梅花洗净备用，佛手洗净切成小丁，粳米淘洗干净。佛手、粳米放入锅中，加入清水适量，煮至粥将熟时，加入白梅花再煮2至3沸，粥成即可。

用法： 分早晚温食。

功效： 舒肝健脾，调气除满。

白梅花味淡而涩，以花匀净、完整、含苞未放、萼绿花白、气味清香者为佳，可舒肝、和胃、化痰。佛手性温、味辛苦，含挥发油，其气味芳香醒脾，苦温能燥湿而健脾化痰，辛能宣泄而疏肝解郁。粳米米糠层的粗纤维分子，有助胃肠蠕动。本方适用于肝脾不和，气机不畅所致的胸胁、胃脘痞满。

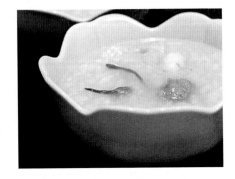

9 八珍鸡汤

食材： 老母鸡肉1000克，熟地、当归各20克，党参、茯苓、白术各15克，白芍、川芎、炙甘草、葱白各10克、生姜6克，精盐适量。

做法： 熟地、白芍、当归，川芎、党参、茯苓、白术、炙甘草用干净纱布袋包装好扎口，先浸洗1小时。将鸡肉和药袋一起放入锅中，加清水适量，加大火煮沸后，捞去浮沫，加入生姜、葱白，改小火炖至鸡肉熟烂，将锅内药袋、生姜、葱白捞出不用，加精盐少许即成。

用法： 食肉饮汤，分2或3次服。

功效： 气血双补，温胃散寒。

党参、茯苓、白术、炙甘草、熟地、白芍、当归、川芎八味中药组成八珍

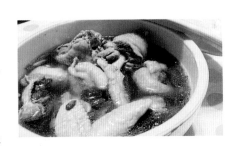

汤，能补益气血，治疗气血虚弱证候。鸡肉属血肉有情之品，补充人体五脏物质亏损，增强活力，改善功能衰弱状态。生姜性温、味辛，辛散温通，能温胃散寒、和中降逆。葱白性温、味辛，能促进食欲，所含的葱蒜素对痢疾杆菌、葡萄球菌及皮肤真菌等，均有一定的抑制作用。本方用于气血不足，胃中有寒所致的痞满、冷痛、喜热饮、倦怠乏力等。

10 枳芪猪肚汤

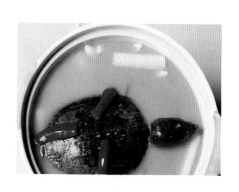

食材：猪肚1个，炒枳壳10克，黄芪30克，砂仁5克，生姜、葱白及配料少许。

做法：猪肚洗净，然后把以上三味药放入猪肚内，用线扎好肚子的两头，放入砂锅内加水适量，及葱、姜、盐调料炖熟烂即可。

用法：喝汤吃肚，分2次服，隔日1次。

功效：补中益气，温胃健运。

猪肚性味甘平，补中益气，以形补形，保护肠胃，又为机体提供营养。枳壳善于除痞，并有消积导滞之用。黄芪补气健脾，为补中益气要药。枳壳配黄芪，尤适合于脾胃虚弱的胃下垂所觉有痞满者。砂仁气味芬芳，化湿健脾，能够增强胃的功能，增进肠道运动。生姜、葱白皆性温，能散寒暖胃、增进食欲、助消化。以上与枳壳、黄芪、猪肚合用，尤能增加补益脾胃，促进运化的效果。本方用于脾胃气虚的胃脘痞满、多食则胀、倦怠乏力等。

11 鳖肉枸杞百合汤

食材：鳖肉150克、枸杞20克、新鲜百合15克。

做法：枸杞、百合分别洗净，与鳖肉一同放入锅中，加入清水适量，小火炖至鳖肉熟烂汤成即可。

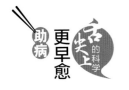

用法：食肉饮汤，每日1次。

功效：滋阴养胃，清热消痞。

鳖肉性凉、味甘，能滋阴凉血、益气升提，大补阴之不足。枸杞子性平、味甘，能滋肝肾之阴，为平补肾精肝血之佳品，使得气血生化有源，人体阴液充足。百合性微寒、味甘，能养胃阴、清胃热。本方用于胃阴不足而有痞满不舒，伴见口干舌燥、饥而不食者。

12 银耳百合鸭梨汤

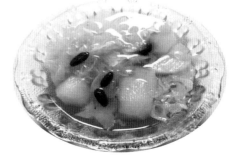

食材：水发银耳20克、新鲜百合15克、沙参10克、鸭梨200克、冰糖15克。

做法：沙参放入锅中加适量清水，煮沸后去渣取汁待用。鸭梨洗净，切成小块。先将银耳煮烂，再与鸭梨、百合一同放入沙参汁锅中，大火煮沸改小火煮10分钟，放入冰糖调味即成。

用法：共分2次，早晚温服。

功效：滋阴降火，养胃除满。

银耳性平、味甘淡，益胃润肠、补气和血、延年益寿，滋润而不腻滞，具有补脾开胃、益气清肠、安眠健胃、补脑、养阴清热、润燥之效，对阴虚火旺不耐参茸等温补的病人是一种良好的补品。百合性微寒、味甘，能养胃阴、清胃热。沙参性凉、味甘，能养阴润燥、益胃生津。鸭梨、冰糖性凉，味甘，有养阴生津之功效。本方用于胃阴虚而有内热所致的痞满不舒，口干舌燥、大便干结尤甚者。

[食疗备要]

（1）痞满患者宜清淡饮食，忌暴饮暴食、进食辛辣炙烤及肥美油腻食物，如烧烤、火锅、熏肉、辣椒、胡椒、煎炸食物。

（2）起居有常，生活有节，注意腹部保暖。饭后不宜进行激烈运动。

（3）注意精神调摄，避免情志过极，保持心情的舒畅，消除因紧张、恐惧、忧虑等不良情绪造成的胃脘不适。

三 便秘

便秘，是指粪便在肠内滞留过久，秘结不通、排便周期延长，或周期不长，但粪质干结、排出艰难，或粪质不硬、虽有便意，但便而不畅的病症。便秘的病因归纳起来有饮食不节、情志失调、外邪犯胃、禀赋不足等。病机主要是热结、气滞、寒凝、气血阴阳亏虚引起肠道传导失司所致。

便秘可单独出现，也可见于临床多种疾病之中，一并参照本节进行饮食调理。

[常用食材]

» 蜂蜜、香蕉、荸荠、猕猴桃、杏子仁、桃子仁、竹笋、黑木耳、核桃、茼蒿、韭菜、菠菜、红薯、芝麻油、紫菜等。

[常用食方]

1 连翘蜂蜜茶

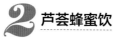

食材： 连翘30克、蜂蜜15克。

做法： 加水适量，将连翘煎沸后取汁300毫升，加入蜂蜜调匀。

用法： 当茶饮，每日1次，连服3日。

功效： 清热通腑，润肠通便。

连翘性微寒、味苦，具有清热解毒、疏散风热等作用。蜂蜜性平、味甘，有补中缓急、润燥、解毒等效，本方适用于热结便秘，症见大便干结、小腹胀痛、口干口臭，心烦尿黄等。

2 芦荟蜂蜜饮

食材： 鲜芦荟10克、蜂蜜15克。

做法： 芦荟洗净、去表皮、切片，放入锅中，加适量清水煮沸，再加入蜂蜜调味。

用法： 食芦荟饮汤，每日1份，分3次服。芦荟剂量一天不超

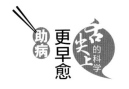

过10克，服用3天。

功效： 清热泻火，开结通便。

芦荟味苦、性寒，苦寒降泄，能
泻下通便，治疗热结便秘，所含
的芦荟素能促进消化液分泌，增
强胃肠蠕动。芦荟去皮后，可去
除苦味素，经加热能杀菌消毒。
蜂蜜与芦荟同用，一可以制约芦
荟的苦寒之性，二可以矫味，还
可以增加通便的作用。

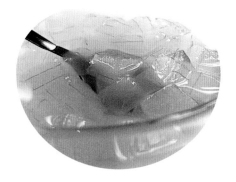

3 香蕉粥

食材： 新鲜香蕉200克，粳米100克，
蜂蜜、冰糖适量。

做法： 香蕉去皮，切成丁状备用。粳米
洗净后用清水泡两小时，捞出沥
干。烧开半锅水，加入粳米，大
火煮烂粳米后加入香蕉丁、冰
糖、蜂蜜，改用小火煮成粥状。

用法： 每日分2次服，连服3日。

功效： 滋阴润肺，润肠通便。

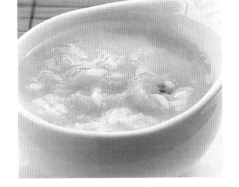

香蕉味甘、性寒凉，具有止咳润肺、润肠通便的功效。与粳米共食，能养胃
止渴、滑肠通便、润肺止咳。本方适宜于津伤口干烦渴、肠燥便秘干结、
痔疮出血、咳嗽日久及习惯性便秘、高血压、动脉硬化等患者食用。

4 槟榔粳米粥

食材： 槟榔片20克、粳米100克、蜂蜜20克。

做法： 清水适量先煎煮槟榔片，煮沸20分钟左右捞出槟榔片，加粳米煮粥，熟后调入蜂蜜。

用法： 每日1份，分2次温服。

功效： 行气导滞，润肠通便。

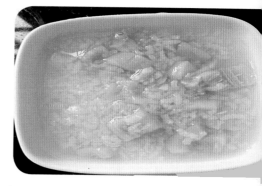

槟榔性温、味苦，擅行胃肠之气，消积导滞，用治食积气滞之腹胀便秘。槟榔所含的槟榔碱、有拟胆碱作用，兴奋胆碱受体，促进唾液、汗腺分泌，增加肠蠕动。蜂蜜性平、味甘，能够补中缓急、润燥、解毒，其滋润补虚滑肠作用可治疗肠燥便秘。本方适用于气滞便秘，症见欲便不出、排便不爽、肠鸣矢气、小腹胀痛等。

5 猪肺煲

食材： 猪肺500克，杏仁、当归各20克，肉桂、陈皮、大枣各10克，生姜5克。

做法： 猪肺洗净切为薄片，把纱布包好的当归、杏仁、肉桂、陈皮、生姜等与猪肺片一起放入砂锅内，加水适量用小火慢炖，炖至猪肺烂熟，捞出药包，加适量油、盐调味即可食用。

用法： 每日1份，分2次温服，连服3日。

功效： 温里散寒，顺气通便。

肺与大肠相表里，此处用猪肺，属于中医藏象类比法，补益肺气以促进大肠运动。肉桂性热、味辛甘，具有补火助阳、散寒止痛之用，其所含有的桂皮油、能缓解胃肠痉挛性疼痛、促进肠蠕动。杏仁性温味苦，含油脂而质润，味苦而下气，具有止咳平喘、润肠通便的作用。当归性温，味辛甘，具有活

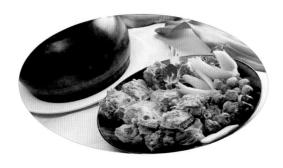

血补血、润肠的功效。陈皮性温、味辛苦，辛行温通，有行气止痛、健脾和中之功效。生姜温中止呕，大枣补中益气。本方适用于大便艰涩难解却不干结、小腹冷痛、手足不温，寒凝所致的冷秘。

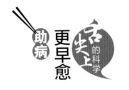

6 姜汁菠菜

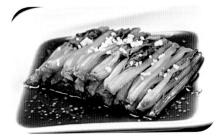

食材： 菠菜500克、姜6克、盐3克、醋10克、香油5克、味精2克、白糖3克。

做法： 菠菜的老根、老叶去掉，清洗干净，放沸水锅中烫熟，捞出摊开晾凉，挤掉一些水，切成半寸长的段，放入盘内。生姜洗净去皮，切碎，捣烂，加入精盐、白糖、食醋、味精，拌匀后倒在菠菜上，淋上香油，拌匀即可食用。

用法： 每日1份，分2次温服，连服10～15天。

功效： 温里散寒，润肠通便。

菠菜味甘、性平，补血止血，润燥滑肠，养肝明目，帮助消化。菠菜中含有大量的植物粗纤维，具有促进肠道蠕动的作用，利于排便，且能促进胰腺分泌，帮助消化，对于痔疮、慢性胰腺炎、便秘、肛裂等病症有治疗作用。生姜性辛温，解表散寒，温中止呕，温胃散寒。本方亦适用于便秘中的冷秘。

7 黄芪蜂蜜饮

食材： 黄芪30克、陈皮15克、蜂蜜20克。

做法： 黄芪、陈皮加水适量，煮沸后20分钟取汁300毫升，兑入蜂蜜饮用。

用法： 每日1份，分3次服或代茶饮。

功效： 补中益气，行气通便。

黄芪味甘、微温，擅补中气，中焦脾胃气健，运化有力，则便调。陈皮性温、味辛苦，辛行温通，行气止痛。蜂蜜性平、味甘，能补中缓急、润燥、解毒，其滋润补虚滑肠可治疗肠燥便秘。本方用于排便困难、便时延长、便质并不干结、气短乏力、身倦懒言的气虚便秘。

8 当归黄芪桃仁排骨汤

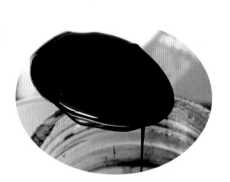

食材： 当归10克、黄芪50克、桃仁10克、新鲜猪排骨500克。

做法： 排骨洗净，加水适量，入当归、黄芪、桃仁，泡30分钟，小火慢炖至排骨熟后即可食用。

用法： 每两日1次，连服1周。

功效： 养血润燥，润肠通便。

当归性温、味辛甘，具有活血补血、调经止痛、润肠通便的功效，为补血之要药。黄芪味甘、微温，擅补中气，健脾胃之气。二者配合，使血之化生有源，既养血又行血。桃仁性平、味甘苦，有活血祛瘀、润肠通便的功效，桃仁含有油脂能润肠缓下。加排骨同煮汤，更增强养血润燥通便之功。本方适用血虚所致的面色无华、唇舌淡白、大便干结难解者。

9 桑椹煎

食材： 鲜桑椹60克、生首乌10克、黑芝麻15克、冰糖20克。

做法： 桑椹、生首乌、黑芝麻用纱布包好放入砂锅中，加水适量，煮沸后20分钟，加入冰糖溶化后服用。

用法： 每日1份，分2次服用。

功效： 滋阴养血，润肠通便。

桑椹性寒味甘，具有滋阴补血、生津润肠的作用，可用于阴血亏虚、津伤口渴、肠燥便秘。现代研究显示，桑椹含糖、鞣酸、苹果酸、维生素B_1、维生素B_2、维生素C及脂肪酸，其中桑椹油脂肪酸主要为亚油酸和少量硬脂酸，具有润肠缓泻的作用。首乌性微温、味甘苦涩，生用能截疟、解毒、润肠通便，所含有的大黄酚，能促进肠管运动。黑芝麻性平、味甘，补肝肾、益精血、滋阴润肠。本方适用于阴虚所致的大便干结、排便艰难，且有潮热盗汗、两颧发红、口燥咽干等。

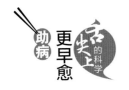
10 海参瘦肉粥

食材： 猪瘦肉100克，海参30克，葱、盐、味精各适量。

做法： 海参洗净切片，猪瘦肉洗净切丝，葱洗净切段。锅内倒入清水烧沸，放入肉丝烧沸，撇去浮沫，加入海参片再稍煮，加入食盐、味精、葱调味即可。

用法： 佐餐食用，可分2次服。

功效： 滋阴养血，润燥通便。

海参性凉，滋阴、补血、润燥，本方亦适用于阴虚肠燥之便秘患者。

11 当归苁蓉饮

食材： 当归、肉苁蓉各25克，大枣10克去核。

做法： 三药放入陶瓷容器内，加适量开水浸泡30分钟。

用法： 代茶饮，每日1份，服3~5日。

功效： 温补阳气，散寒通便。

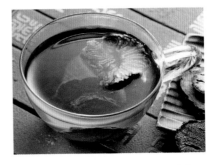

当归性温、味辛甘，具有活血补血、调经止痛、润肠的功效。肉苁蓉性温、味甘咸，具有补肾阳、益精血、润肠通便等作用，研究表明肉苁蓉能缩短排便时间，抑制大肠对水分的吸收作用，促进粪便的湿润和排泄。大枣性温味甘，补中益气，养血安神，温中助阳。本方用于阳虚所致气短乏力、四肢不温、腹中冷痛、大便多不解、便时延长等症。

12 韭菜炒虾仁

食材： 韭菜250克，虾仁30克，鸡蛋一个，食盐酱、油、淀粉、芝麻油各适量。

做法： 韭菜择洗净切段；虾仁洗净，浸入水中约20分钟涨发，捞出沥干；鸡蛋磕入碗内打散，加入淀粉和麻油调成蛋糊，倒入虾仁拌匀。油锅烧热，倒入虾仁煸炒，待蛋糊凝结后，放入韭菜一起煸炒至熟，加入食盐、酱油，调味炒匀即成。

用法： 佐餐食用，可分1或2次服。

功效： 温补阳气，散寒通便。

虾温阳散寒，补肾健胃。研究表明，其营养丰富，含丰富的蛋白质、钾、碘、镁、磷等矿物质及维生素A等成分，对心脏活动具有重要的调节作用、能很好地保护心血管系统，可减少血液中胆固醇含量、防止动脉硬化、扩张冠状动脉、有利于预防高血压及心肌梗死。韭菜味甘辛、性温，具有补肾壮阳、益肝健胃、行气理血、润肠通便的功效，有助于疏调肝气、增进食欲、增强消化功能，其辛辣气味有散瘀活血、行气导滞作用，适用于跌打损伤、反胃、肠炎、吐血、胸痛等症。韭菜含有大量维生素和粗纤维，能增进胃肠蠕动，治疗便秘，预防肠癌，故韭菜被誉为"洗肠草"。本方亦适宜于阳虚的便秘者。

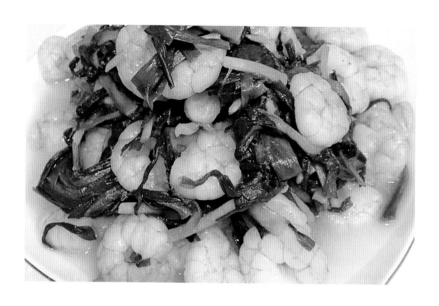

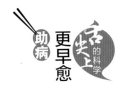

（1）便秘患者首先应该改善日常生活作息规律，积极参加体育锻炼，比如慢跑、散步。

（2）应该多吃富含粗纤维的食物，勿过食辛辣厚味或过度饮酒。

（3）养成定时排便的习惯。早餐后食物进入空胃，易引起胃结肠反射，促进排便，故以每天早餐后按时如厕为佳。

（4）不要憋便，一有便意应该立即排便，习惯性便秘者即使偶尔有排便减少的现象也不必紧张，不要轻易用泻药，尤其是含有蒽醌化合物的泻药，如大黄、芦荟等。

（5）保持心情舒畅，加强腹肌锻炼，有利于改善胃肠功能。

四 胆胀

胆胀，是指胆腑气郁、胆失通降，所引起以右胁胀痛为主要临床表现的一种病症，为肝胆系病症中常见病。中医认为胆腑内藏精汁，若胆道通降功能正常，有助脾胃腐熟消化水谷。若因饮食偏嗜、忧思暴怒、外感湿热、虚损劳倦、胆石等原因，导致胆腑气机郁滞或郁而化火，胆液失于通降即可发生胆胀。

胆胀的临床表现与西医学所称的慢性胆囊炎、慢性胆管炎、胆石症等相似，可结合十二指肠引流、B超、腹部X线平片等理化检查，有助于诊断和鉴别诊断。

[常用食材]

» 荞麦、猴头菇、豆腐、茴香叶、苦瓜、白萝卜、白萝卜籽、橘皮、橘络、鸡内金、玉米须、芹菜等。

[常用食方]

1 郁金佛手粳米粥

食材： 郁金、佛手各15克，粳米100克，适量清水。

做法： 郁金、佛手、粳米一起放入锅内，加适量清水，大火煮沸，小火熬成粥即可。

用法： 每日1份，分作早晚餐趁热服食。

功效： 疏肝利胆，行气解郁。

佛手、郁金均有行气解郁之效，且佛手能疏肝理气、和中化痰，对肝郁气滞、胸胁胀痛效果明显。粳米滋养胃液，保护胃气。本方既能解除郁结之气，又能顾护脾胃，用于因情志不遂、肝胆气郁所致的右侧胁肋部胀满疼痛，痛引右肩，遇怒加重，胸闷脘胀，善太息，嗳气频作，吞酸嗳腐等症。

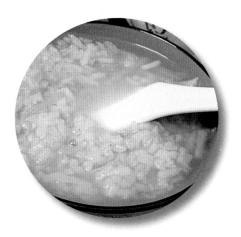

2 鸡内金山药粥

食材： 鸡内金10克、佛手20克、粳米100克、山药30克。

做法： 佛手、鸡内金加清水先煎20分钟，去渣取汁500毫升，再加入粳米、山药共煮成粥，粥成调味即可。

用法： 一日分2次，趁热服下。

功效： 疏肝健脾，消食和胃。

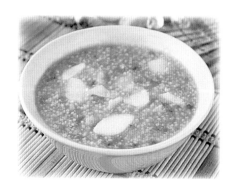

鸡内金性味甘平，健胃消食，固精止遗，化石通淋，可治一切饮食积滞，为健胃消食之良药。与佛手、山药合用共起健脾疏肝利胆之效。本方亦用于肝胆气郁所致的胆胀，并伴饮食减少者。

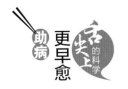

3 养肝化瘀蜜

食材：枸杞子、山楂各250克，丹参500克，蜂蜜1000克，冰糖适量。

做法：山楂、丹参、枸杞子浸泡2小时后煎成药液，再把蜂蜜、冰糖兑入药液中，以微火煮沸30分钟，待蜜汁与药液溶合成黏稠时离火，冷却后盛入容器内密封保存。

用法：开水冲饮，每日3次，每次20毫升，可连续服用2~3个月。

功效：行气活血，化瘀消滞。

枸杞子养肝滋肾润肺，丹参活血化瘀、理气止痛、安神宁心，山楂健脾开胃、消食化积、活血化瘀，三味共用可达到活血化瘀，疏肝止痛之功效，而蜂蜜既可缓急止痛，又能调和诸药，且口感香甜、易于长期坚持食用。本方用于因气滞血瘀所致右胁刺痛较剧、痛有定处而拒按、面色晦暗、舌质紫暗或舌边有瘀斑等症。

4 川芎黑豆粥

食材：川芎20克、黑豆25克、粳米100克、红糖20克。

做法：川芎用水煎去渣，先加入黑豆至煮熟，再加入粳米同煮为粥，放入红糖调味即可。

用法：趁热服用，每日分作早晚餐温服。

功效：养血活血，化瘀止痛。

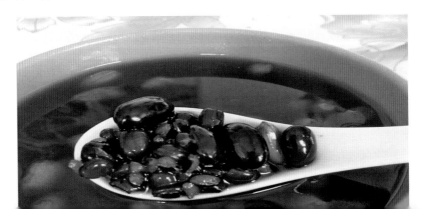

黑豆味甘、性微寒，能补肾益阴、健脾利湿、除热解毒，还能延缓衰老与美容。川芎辛散温通，活血祛瘀，行气止痛。黑豆配红糖，能滋补肝肾、活血行经、美容护发。本方不仅用于气滞血瘀所致的胆胀疼痛，还有一定的美容美发作用。

5 茵陈玉米须茶

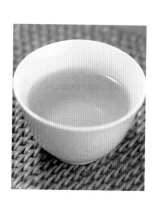

食材： 茵陈15克、玉米须30克。

做法： 加清水适量煎煮取汁即可。

用法： 每日1份，代茶饮。

功效： 疏肝利胆，清热除湿。

茵陈气芳香，味辛性凉，能解湿热，含多种挥发油、醇提物等，有显著的保肝、促进胆汁分泌作用。玉米须性味甘淡而平，有利尿消肿、平肝利胆的功能。本方口感香甜、经济实惠，可做家庭的保健茶，不仅用于肝胆湿热所致的右胁胀满疼痛、胸闷纳呆、恶心呕吐、口苦心烦、小便短赤、大便黏滞等症，还可用于肝炎导致的黄疸。

6 佛手酒

食材： 佛手30克、白酒1000克。

做法： 佛手切片入酒内，浸泡20天后饮用。

用法： 每日1次，每次20毫升。

功效： 疏肝和胃，温通气血。

佛手疏肝行气解郁。白酒活血通脉、又助药力。本方用于肝胃不和所致的右胁胀满不舒、食后加重、纳呆厌食、呕吐恶心、泛酸嗳气等症，也可用于胃气虚寒、胃腹冷痛等症。

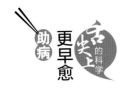

 鸡内金粥

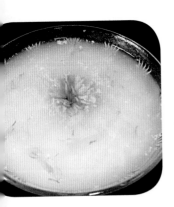

食材： 鸡内金、陈皮各10克，粳米100克，适量白糖。

做法： 鸡内金用小火炒至黄褐色，研为细粉。粳米煮粥，将成时放入鸡内金粉、白糖，再煮一沸即成。

用法： 每日分2次，早晚温服。

功效： 行气消食，调中和胃。

鸡内金健胃消食，陈皮行气除滞，粳米滋养胃阴，合用以调胃失和降，胃气既顺，肝之疏泄转而正常，肝胃气机和畅，因其不和所致的诸证自可消除。

[食疗备要]

（1）胆胀患者要多吃含维生素A的食物，如绿色蔬菜、胡萝卜、番茄、白菜等，平时应多吃些香蕉、苹果等水果。

（2）要常吃些瘦肉、鸡、鱼、核桃、黑木耳、海带、紫菜等，以及能促进胆汁分泌和松弛胆道后约肌、有利胆作用的食物如山楂、乌梅、玉米须等。

（3）要吃早餐，不可空腹的时间太长。此外，要坚持经常运动，防止便秘。

（4）胆胀患者注意要忌胆固醇较高及高脂肪食物的食物，如动物心、肝以及蛋黄、松花蛋、巧克力、肥肉、猪油、油炸食品，油多的糕点也不宜多吃等。因为过多的脂肪引起胆囊收缩，导致疼痛。

（5）忌暴饮暴食，忌食辛辣刺激食物，忌烟、酒、咖啡等，这些带有刺激性的食物会使胃酸过多，胆囊剧烈收缴而导致胆道口括约肌痉挛、胆汁排出困难，易诱发胆绞痛。

 五 腹痛

腹痛，是指胃部以下，耻骨毛际以上部位发生疼痛为主症的病症。内科腹痛常见于西医学中的肠易激综合征、消化不良、胃肠痉挛、不完全性肠梗阻、肠粘连、肠系膜和腹膜病变、肠型过敏性紫癜、泌尿系结石、急慢性胰腺炎、肠道寄生虫等病。

急性腹痛应做血常规、血与尿淀粉酶、消化道钡餐、B超、腹部平片、胃肠内镜等检查，以明确病变部位和性质，必要时可行腹部CT检查以排除外科、妇科疾病以及腹部占位性病变。

[常用食材] » 小茴香、胡椒、花椒、生姜、白萝卜籽、麦芽、橘皮、山楂、红糖、饴糖等。

[常用食方]

1 小茴香粥

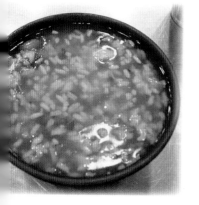

食材：小茴香10克、粳米100克。

做法：粳米洗净、浸泡30分钟，清水适量，大火烧沸后改小火，熬煮成粥，待粥煮熟时，放入小茴香，略煮片刻即可。

用法：每日早晚分服。

功效：温里散寒，行气止痛。

小茴香味辛性温，温里散寒，理气止痛，对于寒疝腹痛、妇女痛经、腹中冷痛、胀痛等寒性腹痛均有显著疗效。粳米性平味甘，补中益气，调和五脏。本方用于寒邪阻滞所致的腹中冷痛。

2 油菜粳米粥

食材：油菜、粳米各100克，盐、香油适量。

做法：油菜洗净，切碎备用。粳米洗净，浸泡30分钟。锅置火上，放入粳米和适量水，大火煮沸后改小火，煮成稀粥，加入油菜，搅拌均匀，改大火加热，再沸后加盐调味，滴入香油即可。

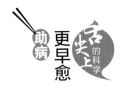
用法：每日早晚分食。

功效：清热利湿，润肠通便。

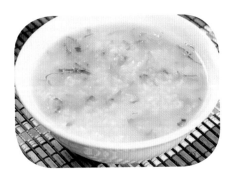

油菜味辛性凉，润肠通便，是排除体内毒素的好材料；油菜中含有丰富的钙、铁、钾、维生素C和胡萝卜素，是人体黏膜及上皮组织维持生长的重要营养源；又富含膳食纤维，促进胃肠蠕动，粳米顾护脾胃。本方对于湿热壅滞腑气导致的腹内胀痛、灼痛，甚为适合。此外，还可辅助治疗皮肤疥疮，有养颜美容的功效。

3 薏米杏仁绿豆汤

食材：绿豆50克、薏米30克、杏仁10克、粳米100克。

做法：以上食材洗净后同放入锅中，煮成粥即可食用。

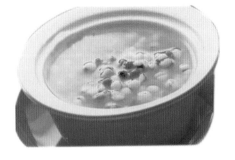

用法：每日分早晚食用。

功效：清热利湿，行气通腑。

绿豆味甘性寒，善解热毒，为具有辛热之性食物、药物的解毒良药；又能利水消肿，使湿热从小便而去。薏米又称薏苡仁，性凉味甘淡，既利水消肿，又健脾补中，脾健则湿化，湿去则热孤，湿热可除。杏仁性微温味苦，质润肠滑，味苦下气，故能润肠通便、则腑气通畅，使湿热从大便而解，疼痛自止。粳米补益脾胃。本方同样用于湿热壅滞所致的腹中胀痛、灼痛。

4 白萝卜汁

食材：白萝卜500克、冰糖适量。

做法：白萝卜洗净切碎，压榨取汁，加
适量冰糖溶化即可。

用法：每日3次，每次饮40毫升。

功效：清热利水，行气止痛。

白萝卜味甘辛性凉，降气宽中，消食利尿；白萝卜中的芥子油能促进胃肠蠕
动，增加食欲，帮助消化；白萝卜中的淀粉酶还能帮助分解食物中的淀粉、
脂肪，使之得到充分的吸收。冰糖味甘，既能缓急止痛，又可缓和萝卜汁的
峻烈之性。本方用于热邪阻滞所致的腹中灼痛。

5 红果蜜

食材：山楂800克、蜂蜜少许。

做法：山楂洗净，去掉果柄、果核，加
水适量煎煮至七成熟，待水将耗
干时加入蜂蜜，再以小火煮透收
汁即可。冷却后放入瓶罐中贮存。

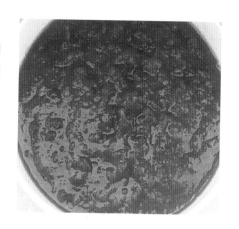

用法：一日2、3次，一次20毫升。

功效：消食化积，和胃止痛。

山楂，又称红果、山里红、胭脂
果，味甘酸、性微温，开胃消
食，化滞消积。蜂蜜缓急止痛，
与山楂配伍，开胃健脾，促进食欲。本方用于饮食积滞导致的腹中胀痛效果
较好，尤其适合用于肉食积滞者。

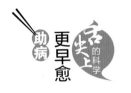

6 金橘茶

食材： 金橘饼30克、冰糖适量。

做法： 金橘饼切丁备用。锅中加清水500毫升煮沸后，加入金橘饼丁及冰糖，煮5分钟后即可饮用。

用法： 代茶饮，每日一剂。

功效： 健胃理气，通滞止痛。

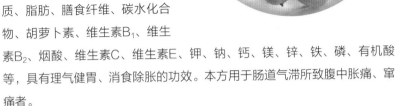

金橘味甘酸辛、性温，富含蛋白质、脂肪、膳食纤维、碳水化合物、胡萝卜素、维生素B_1、维生素B_2、烟酸、维生素C、维生素E、钾、钠、钙、镁、锌、铁、磷、有机酸等，具有理气健胃、消食除胀的功效。本方用于肠道气滞所致腹中胀痛、窜痛者。

7 玫瑰花茶

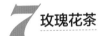

食材： 玫瑰花100克。

做法： 玫瑰花阴干，装袋封存。

用法： 每次3克，开水泡代茶饮用。

功效： 疏肝解郁，行气和胃。

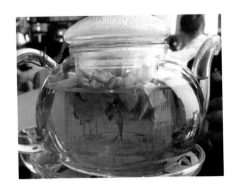

玫瑰花味甘辛微苦、性微温，理气解郁，活血散瘀；富含维生素C、木糖、葡萄糖、蔗糖、苹果酸等多种营养成分，以及香叶醇、橙花醇、苯乙醇、香茅醇等多种挥发性香气成分。本方用于肝郁犯胃所致的胀痛、窜痛，平素情绪常抑郁、焦虑、面色晦暗、月经不调者常饮亦可获效。

8 佛手炒肉

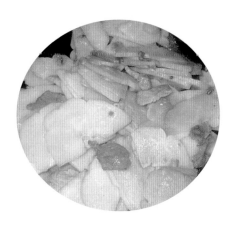

食材：猪肉、佛手各100克。

做法：锅底放油烧热，肉片放入锅中翻炒变色后，加入佛手翻炒片刻，放入少许盐、酱油翻炒均匀。

用法：出锅即可食用，可分1、2次服。

功效：疏肝行气，和胃止痛。

佛手味甘性凉，疏肝解郁，理气止痛，含有丰富的蛋白质、脂肪、纤维素、碳水化合物、维生素B_2、维生素C、钙、磷、铁等，适合肝胃不和所致的胸闷气胀、腹痛，牵及两侧腋窝下侧胸部疼痛，消化不良者食用。

9 山楂红糖桃仁汤

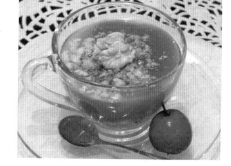

食材：山楂10枚、桃仁10克、红糖适量。

做法：山楂冲洗干净、去核打碎，桃仁打碎，一起放入锅中，加清水煮约20分钟，食用时调以红糖。

用法：分1、2次服。

功效：健中散寒，化瘀止痛。

山楂味甘酸、性微温，活血化瘀，开胃消食，化滞消积，内含钙、钾、镁以及丰富的维生素C、胡萝卜素、酒石酸、枸橼酸、齐墩果酸、鞣质、黄酮等营养物质。桃仁味苦甘、性平，内含苦杏仁苷、挥发油、脂肪油、苦杏仁酶等。红糖味甘性温，补中散寒，活血化瘀。含有锰、锌等微量元素，还含有一定数量的B族维生素、烟酸、氨基酸、胡萝卜素、纤维素。本方对瘀血内停导致的腹中刺痛疗效显著。

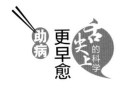

10 姜汁藕片

食材： 莲藕250克，生姜、酱油、醋、味精适量。

做法： 生姜切末，加酱油、醋、味精调匀，莲藕切片焯水，捞出后与姜汁拌匀。

用法： 1次食用。

功效： 活血散瘀，温经止痛。

藕味甘性凉，清热凉血，生津止渴，止血散瘀，对于瘀血内停导致的腹痛便血，有止血而不留瘀的特点；内含水分、蛋白质、脂肪、碳水化合物、粗纤维、钙、磷、铁、胡萝卜素等。生姜味辛性温，温中降逆，温通经络，本方用于瘀血内停所导致的腹中刺痛。

11 当归羊肉

食材： 当归20克，生姜30克，羊肉500克，黄酒、食盐各适量。

做法： 当归、生姜冲洗干净，用清水浸软，切片备用。羊肉剔去筋膜，放入开水锅中略烫，除去血水后捞出，切片备用。当归、生姜、羊肉放入砂锅中，加清水、黄酒、食盐，旺火烧沸后撇去浮沫，再改用小火炖至羊肉熟烂即成。

用法： 食肉喝汤，一日分1、2次食用。

功效： 温阳补气，散寒止痛。

当归味甘辛苦、性温，补血活血而止痛，内含挥发油和非挥发成分，其中主要是亚丁基苯酞、β-蒎烯、α-蒎烯、莰烯、对聚伞花素、β-水芹烯、月桂烯等。生姜味辛性温，温中降逆。羊肉味甘性热，壮阳益气，温中补虚，含丰富的蛋白质、脂肪、磷、铁、钙、维生素B_1、维生素B_2和烟酸、胆甾醇等。本方对于阳气亏虚导致的虚寒性腹中冷痛、隐痛，疗效甚佳。

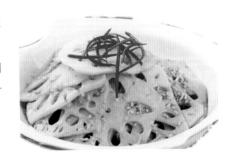

12 黄芪干姜鸡块

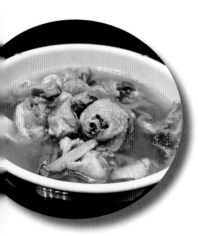

食材： 黄芪、干姜各15克，鸡肉500克，葱盐适量。

做法： 黄芪洗净、纱布包好待用、净膛鸡切块、用开水焯一下去血沫、捞出后放入锅内，然后将黄芪、葱、姜、盐放入，大火烧开后改小火焖3小时，直到肉烂为止。

用法： 分2次食用。

功效： 益气温阳，散寒止痛。

黄芪味甘、性微温，补气固表。干姜味辛、性热，温中散寒，回阳通脉。鸡肉味甘、性温，温中补气生血，补精填髓，其内含有蛋白质，并富含氨基酸，其脂肪含量少，还有B族维生素、维生素A、C、E等营养成分，以及钙、磷、铁、镁等微量元素。本方适用于中虚脏寒，腹中冷痛绵绵、喜温喜按者。

[**食疗备要**]

（1）腹痛虽症状类似，但按病机当有寒热虚实之分，应严格按照辨证进行食疗，如误用，可能使寒证更寒、热证更热、从而使病情加重。

（2）体质虚寒，见平素怕冷、手足冰凉、易腹泻、小便清而量多者，禁用以清热通腑之食疗方，如加味绿豆汤、苦瓜茶等。

（3）体质湿热，头面上痤疮粉刺、皮肤油脂增多、口苦口臭、小便黄少，大便干结或稀溏臭秽黏滞、男子阴囊潮湿、女子带下量多色黄而有异味者，禁用温阳补中之食疗方，如当归生姜羊肉汤、黄芪干姜鸡块等。

六 头痛

头痛，即自觉头部的疼痛，一般分为外感和内伤。外感者多以因风寒所伤，清阳受阻，寒凝血滞，经脉不利；或因风热上扰，壅滞不畅；也有夹湿蒙蔽清窍。内伤者或因情志不遂，肝郁化火，上扰清窍；或因肾阴亏虚，水不涵木，肝阳上亢；

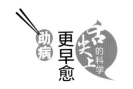

或因肾藏精不足，脑髓空虚；或因肾阳衰微，清阳不展；或因脾虚失运，痰湿内生，上扰清阳；或因脾虚不运，气血乏源，不能上奉清窍。以上皆可发生头痛。

西医学中的感染发热性头痛、高血压性头痛、偏头痛、血管性头痛、紧张性头痛等，均可参考本病证辨证论食。

[常用食材]　» 大葱、芹菜、菠菜、西瓜、山楂、芝麻、核桃、酸奶、花茶、红糖等。

[常用食方]

1 白芷川芎炖鱼头

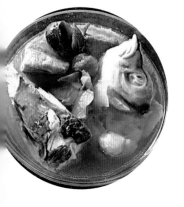

食材： 花鲢鱼250克，白芷、川芎各10克，葱白20克。

做法： 白芷、川芎纱布包，与鱼头用大火共煮，煮沸后加入葱白，改小火炖至鱼头熟透，调味即可。

用法： 一次性佐餐食用。

功效： 祛风散寒，温经止痛。

鱼头补虚、散寒，主治头晕、风寒头痛。白芷芳香通窍、祛风止痛，善治头痛尤其前额、眉棱骨痛。川芎善行头目，活血通窍，祛风止痛，是治疗头痛的要药。葱白发散风寒。本方适用于外感风寒所致的头部冷痛、项强。

2 葱豉生姜茶

食材： 葱白30克，淡豆豉、生姜、茶叶各10克。

做法： 葱白洗净切段，生姜洗净切丝，以上四味放入锅中加适量清水，大火煮沸后再煮3~5分钟即可。

用法： 每日3次，服后啜热稀粥，加盖衣被。

功效： 祛风散寒，温经止痛。

葱白性温味辛，辛散温通，宣通阳气，发散风寒；现代研究发现葱白含有挥发油，油中主要成分是蒜素，对细菌有抑制作用。豆豉为大豆的发酵加工品，性凉味苦辛，既能疏散表邪，又能宣发郁热、除烦；现代研究表明豆豉还有健胃、助消化的作用，可改善因头痛引起的食欲不振。生姜辛温，发汗解表，祛风散寒。茶叶既清利头目，又防辛温药耗散伤正。本方同样适用于外感风寒所致的头部冷痛、项强。

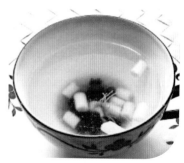

3 桑菊薄荷饮

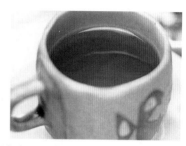

食材：桑叶、菊花各6克，薄荷8克。

做法：以上三味放入碗中，加入沸水适量，如泡茶饮。

用法：趁温饮水，汗出避风。

功效：疏风清热，通窍止痛。

桑叶、菊花、薄荷均是辛凉之药，具有疏散风热、通窍止痛之用。本方适用于外感风热所致头额胀痛，目赤眩晕，或肝经风热所致目赤肿痛。

4 西瓜豆豉香薷饮

食材：西瓜50克、淡豆豉8克、香薷6克。

做法：西瓜榨汁；淡豆豉、香薷放入锅中，清水适量，大火煮沸后再煮3~5分钟，去渣取汁，与西瓜汁混合共饮。

用法：趁温饮水，汗出避风。

功效：清热解暑，散寒化湿。

西瓜性寒味甘，清热解暑，除烦利尿，生津止渴；富含水分，能有效补充急性热病中所丢失的水分；还能解酒毒，缓解饮酒后头痛症状。淡豆豉性凉味

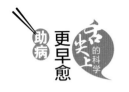

苦辛，疏散表邪，宣散热邪。香薷辛温发汗解表，醒脾化湿；还可制约西瓜的寒凉，使全方清热而不败胃。本方寒温共用，适于暑月贪凉饮冷引起的感冒而头痛者。

5 菖蒲藿香茶

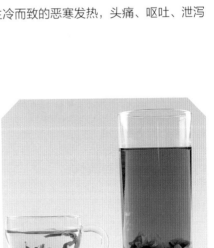

食材： 石菖蒲5克、藿香20克、茶叶10克。

做法： 石菖蒲加入锅中，加水300毫升煮沸，沸后加藿香及茶叶，闷5~10分钟即可。

用法： 一次性趁热温服下。

功效： 消暑散寒，和中化湿。

石菖蒲性温味苦辛，能化湿浊、醒脾胃、行胃肠之气；其气味芳香，善于走窜，开通清窍醒神。藿香味辛微温，既能化湿醒脾，又可解暑。茶叶清利头目。本方用于治疗暑月感寒或内伤生冷而致的恶寒发热，头痛、呕吐、泄泻等症。

6 菊花罗布麻叶茶

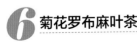

食材： 菊花、夏枯草各6克，罗布麻叶5克，枸杞10克。

做法： 如泡茶法。

用法： 当茶饮用，每日1剂。

功效： 滋阴清热，平肝潜阳。

菊花性微寒、味辛甘苦，疏散肝经风热，善治肝火上攻之眩晕、头痛。罗布麻叶性凉、味苦，清泄肝热平抑肝阳，现代研究发现罗布麻叶具有清除血管壁沉积物、软化血管、降压清脂、常年稳定血压的作用。枸杞性平味甘，既能补肾精肝血，又能滋养肝肾之阴。夏枯草性寒味苦，清泻肝火。本方对于肝肾阴虚，肝阳失制上亢的头痛有较好的缓解作用，症见头项胀痛、头重足轻、腰膝酸软、颧红盗汗等。

7 天麻白术炖鸡

食材： 天麻15克、白术12克、陈皮10克、鸡1000克。

做法： 天麻洗净切片，陈皮切丝备用。将切片的天麻放入鸡腹内，放入锅中，加适量清水，大火煮沸，捞去浮沫，加入陈皮，改小火炖至鸡肉熟烂，调味即可食用。

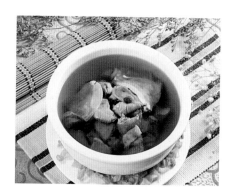

用法： 分2次，佐餐食用。

功效： 化痰降逆，平肝潜阳。

天麻性平味甘，熄肝风，平肝阳。陈皮辛温，理气化痰，助天麻理肝气，平肝逆。本方用治肝阳上亢之眩晕、头痛、头重足轻。

8 枸杞子蒸蛋

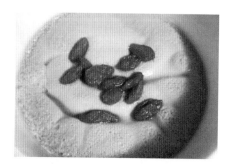

食材： 枸杞子、红枣各15克，鸡蛋2个，盐、淀粉、猪油、酱油适量。

做法： 鸡蛋打碎入碗中，打散，后加入盐、淀粉各适量，调成蛋糊；红枣去核剪碎后与枸杞子在沸水中泡胀；将调好的蛋糊放置蒸笼上蒸10分钟，再将红枣、枸杞撒在蛋糊上蒸5分钟；将适量猪油与酱油放于碗中置于蒸笼上同蒸，溶化后淋在蛋面上即可饮食。

用法： 分2次，空腹食用。

功效： 养血益气，补虚止痛。

枸杞子性平味甘，补益肝肾，补养先天。大枣性温味甘，益气补血，健脾和

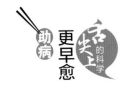

胃，补养后天。二者共用以助机体化生气血。鸡蛋营养丰富，以助补虚。本方适用于血虚所致头部隐痛、空痛、面色苍白、神疲乏力等者。

9 芝麻凉拌菠菜

食材： 芝麻15克，新鲜菠菜800克，生姜、葱白各10克，食盐、味精、鸡精、辣椒油、酱油、香油各适量。

做法： 将适量香油倒入锅中，小火烧至五、六成熟时，加入芝麻煸炒出香味后取出备用。生姜、葱白洗净切丝备用。鲜菠菜去根洗净切段，放入沸水中焯下，再放冷水内过凉，挤出水分，放入碗中。再把炒过的芝麻、食盐、味精、鸡精、辣椒油、葱丝、姜丝、酱油等放入碗中，搅拌均匀，可根据个人口味调味。

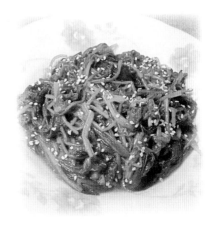

用法： 分1、2次，佐餐食用。

功效： 滋养肝肾，养血止痛。

菠菜养血平肝，治疗头痛、目眩；现已证明菠菜在降低血压、防止宿醉等方面确有效果，对缓解头痛也能起到一定作用；菠菜中含有铁质，对缺铁性贫血有良好的辅助作用，所含的各种微量元素促进新陈代谢，保证营养，增进身体健康。芝麻补肝肾，润五脏，治肝肾不足，虚风眩晕；现代研究表明芝麻含有丰富的维生素E，有助于稳定雌激素水平，改善血液循环；又含有镁元素，能起到放松血管的作用，因此对于预防头疼，尤其是女性经期偏头痛很有效。本方同样适用于血虚所致的头痛。

10 黑木耳爆炒羊肾

食材： 黑木耳10克，羊肾1个，青椒20克，生姜10克，独蒜1个，盐、油、鸡精适量。

做法： 黑木耳用水浸泡，待泡开洗净，沥干水分备用。青椒切断，生姜洗净切丝，独蒜去皮切碎备用。羊肾去筋膜，洗净后切片，将油放入锅中，油温烧至五成时放入姜、蒜、青椒，炒出香味后，加入羊肾，炒至变色再将黑木耳放入，爆炒3分钟，加入适量的盐、鸡精调味即可。

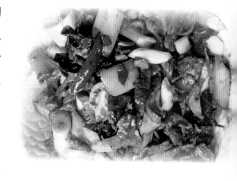

用法： 一次佐餐食用。

功效： 益肾生髓，补虚止痛。

黑木耳性温味甘，补气润肺，益智补脑，补血止血，因其营养丰富，被誉为"素中之荤"和"素中之王"。羊肾辛温，益肾补髓。本方用于肾精不足所引起的头脑隐痛、空痛、腰膝酸软、体倦乏力等。

11 黑豆枸杞猪腰粥

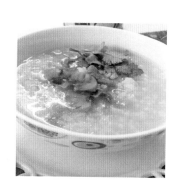

食材： 黑豆、枸杞各20克，猪腰1个。

做法： 猪腰去内膜，洗净切碎备用。黑豆洗净，浸泡8小时后，将黑豆煮熟烂，再将枸杞、猪肾放入，煮至猪腰变色后调味即可。

用法： 一次空腹食用。

功效： 养肝补肾，生血益精。

黑豆性平味甘，补肾益阴，补益脾胃。猪腰即猪肾，补肾气，温肾阳、益精髓，治疗肾虚引起的诸症。枸杞补肝肾、益精血、明目。本方亦用于肾精不足所致的隐痛、空痛、腰膝酸软、体倦乏力等。

12 半夏天麻山药粥

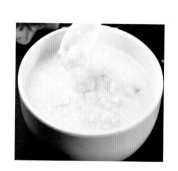

食材： 山药30克，制半夏、天麻各10克，生姜5克。

做法： 山药研末，半夏温水洗净。半夏和生姜一起煎水，滤渣取汁，入山药、天麻汁水中熬粥，二药熟透即可。

用法： 如饮粥法，食渣（不吃半夏），一日4次。

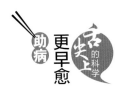

功效：健脾化痰，平肝潜阳。

半夏辛温，燥湿化痰，降逆止呕，同山药并煮可健脾助运。天麻甘平，平肝潜阳，善于治疗偏正头痛、眩晕。本方能够较好的缓解及治疗平素痰多、体型肥胖的痰浊所致头部胀痛、昏眩。

13 川芎红花茶

食材：川芎、红花、茶叶各3克。

做法：共同水煎取汁。

用法：当茶饮，一日一剂。

功效：行气活血，化瘀止痛。

川芎行气活血止痛，红花化瘀通经止痛。两者合用药力倍增，本方适用于瘀血所致的头刺痛、夜晚尤甚。

[**食疗备要**]

（1）头痛如果因五官病症而引起，则应积极治疗五官病症。

（2）对于头痛起病急，病势凶险，病情发展快，应及时抢救。

（3）应注意休息，保持环境安静，避免外界刺激，光线不宜过强。同时避免精神刺激，注重精神调摄，保持情绪舒畅，乐观开朗。平素顺应四时季节变化，起居有时，寒温适宜。

（4）应注意饮食的搭配与营养，不可偏食或太过，如酒精、动物内脏、奶酪、巧克力、酱油及味精等皆可引起或加重头痛的发作，都应戒烟戒酒。

（5）选择合适的头部保健按摩，按摩头部相应的穴位。

 七 眩晕

眩晕，以头晕、眼花为主症的一类病症。眩即眼花或眼前发黑，晕即头晕甚或感觉自身或外界景物旋转，二者常同时并见，故统称为"眩晕"。轻者闭目即止，重者如坐车船、旋转不定、不能站立，或伴有恶心、呕吐、汗出，甚至晕倒。眩晕病因主要是因为情志不遂、年高肾亏、病后体虚、饮食不节、跌扑损伤、瘀血内阻所致。证分虚实，虚者居多，多因髓海不足，或气血亏虚、清窍失养；实者多为风、火、痰、瘀，扰乱清空。

眩晕可见于西医学的多种疾病，如梅尼埃综合征、高血压病、低血压、脑动脉硬化、椎基底动脉供血不足、贫血、神经衰弱等。临床可进行相关检查，如血压、心电图、超声心动、眼底、肾功能、查颈椎X线片、经颅多普勒等，必要时作CT或MRI，以进一步明确诊断。

［ 常用食材 ］ » 芹菜、苦瓜、冬瓜、白萝卜、玉米须、黑豆、荸荠、猕猴桃、桑椹、核桃、山楂、香蕉、苹果、西瓜等。

［ 常用食方 ］

1 石决明粥

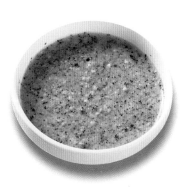

食材：石决明30克、粳米100克。

做法：石决明择净，放入清水适量的，浸泡5～10分钟，煎取汁，加粳米煮为稀粥。

用法：每日分2次服，连续2～3天。

功效：清火平肝，潜阳熄风。

石决明咸寒，平肝潜阳，清肝明目。粳米性平味甘，和中护胃。本方对于肝阳上亢所致的眩晕头痛、烦躁易怒、目赤肿痛、口苦耳鸣、肢麻震颤等甚为有效。

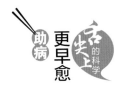

2 夏枯草瘦肉汤

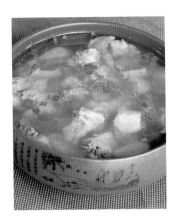

食材：夏枯草、猪瘦肉各30克，调料适量。

做法：夏枯草、猪瘦肉用清水煮汤，待肉熟烂时去夏枯草，调味即可。

用法：饮汤食肉，一日一剂，连续服3～5天。

功效：清肝泻火，潜阳熄风。

夏枯草味辛苦性寒，清肝火，平肝阳，降血压。本方同样适合于肝阳上亢所引起的眩晕。

3 当归羊肉煲

食材：枸杞子、红枣、桂枝、当归各10克，黄精15克，羊肉600克，草果3克，生姜5克。

做法：羊肉煮沸后去掉油沫，加入上述药物，少许食盐，煲2～3小时即成。

用法：饮汤食羊肉，一日分3次服。

功效：益气补血，养心健脾。

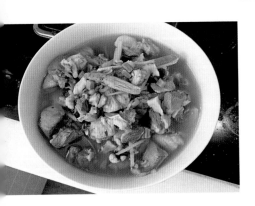

枸杞甘平，滋补肝肾，滋阴明目。黄精甘平，滋阴润肺，补脾益气，现已发现具有调节免疫功能、降血脂作用、降血糖作用。红枣甘温，健脾益胃。桂枝辛温，通阳散寒。当归甘辛温，补血养血。草果辛温，温中燥湿。羊肉温热，补精血，益虚劳，温中健脾，补肾壮阳。本方对气血亏所致的眩晕，伴见形体羸瘦、神疲乏力、面唇淡白、食少便溏、心悸少眠等有较好滋补作用。

4 党参乌鸡汤

食材： 党参、黄精、龙眼肉、熟地各15
克，当归、枸杞子、天麻各10
克，生姜5克，乌鸡500克。

做法： 乌鸡肉洗净斩块，加上述药物、
水适量、盐少许，炖2小时即可。

用法： 饮汤食肉，一日分2次服，连用
3~5天。

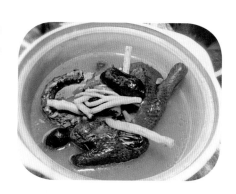

功效： 益气养血，平肝潜阳。

党参、当归、熟地、龙眼肉、乌鸡皆可补气生血，枸杞、黄精补益肝肾，天
麻平肝潜阳。本方亦用于气血亏虚所致的眩晕。

5 沙杞炖龟肉

食材： 北沙参50克、枸杞30克、乌龟
500克、油盐适量。

做法： 北沙参、枸杞洗净待用，乌龟去
内脏，连龟甲一起与沙参、枸杞
入锅，加适量清水炖3小时，油
盐调味。

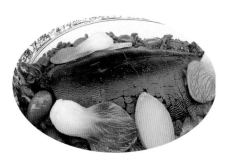

用法： 饮汤，食龟肉，一日分2次服。

功效： 益精补肾，滋阴清热。

北沙参甘凉，清热养阴，润肺养胃。枸杞甘平，养血生血。乌龟味甘咸、性
凉，养阴补血，益肾填精。本方对于肾精不足而又偏于肾阴虚所致的眩晕，
伴见腰膝酸软、耳鸣齿摇、颧红咽干、潮热盗汗等症尤为适宜。

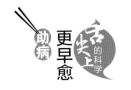

6 杜仲猪腰汤

食材： 猪腰子200克，杜仲、核桃仁各30克。

做法： 猪腰子切开去肾盏洗净，与上二味同放入炖锅内，加水适量炖熟，去杜仲，加食盐调味。

用法： 饮汤，食猪腰子，一日分2次服。

功效： 益精温阳，补肾壮骨。

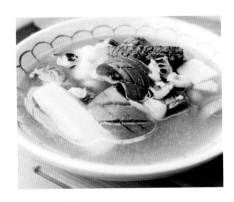

杜仲甘温补益肝肾，强筋壮骨；现代研究表明杜仲在降低血压、防治血管硬化、冠心病，抗衰老，抗肿瘤等方面均有疗效。猪腰甘平，补肾强筋骨。核桃仁甘温，补肾润肠。本方对于肾精不足而又偏于肾阳虚所引起的眩晕，伴见神疲乏力、形寒肢冷、腰膝酸软等症更适宜。

7 橘红粥

食材： 橘红15克、粳米100克。

做法： 橘红洗净煮水取汁，加入粳米煮成稀粥，油盐少许调味。

用法： 一日分2次服，连服3～5天。

功效： 健脾和胃，化痰利气。

橘红味辛苦、性温，散寒燥湿，利气消痰。粳米甘平，益气健中。本方适用于痰湿中阻所致的眩晕，伴见头重昏蒙、胸闷呕恶、痰涎特多等。

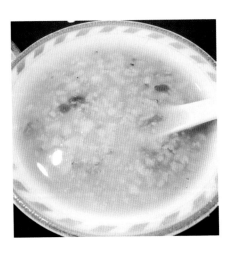

8 三神乳鸽汤

食材： 太子参、怀山药、芡实各30克，茯苓20克，陈皮、枸杞子各10克，乳鸽500克。

做法： 鸽肉洗净斩块，加上述药材，水适量，盐少许，煲2小时即成。

用法： 饮汤，食肉，一日分2次服。

功效： 建中促运，除湿化痰。

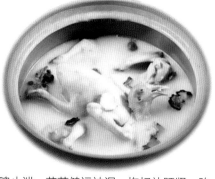

太子参补气益脾、养阴生津，淮山药健脾益胃，滋肾益精，芡实补脾止泄，茯苓健运祛湿，枸杞补肝肾，陈皮健脾行气除湿，乳鸽滋补。本方亦用于痰湿中阻所致的眩晕。

9 山楂荷叶茶

食材： 山楂、荷叶各20克。

做法： 将两味研磨成末，放入杯内，用沸水冲泡。

用法： 代茶饮用，每日1份。

功效： 活血化瘀，通滞利窍。

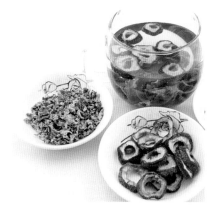

荷叶清暑醒神、利湿降浊，山楂活血化瘀、消导通滞。本方适宜于瘀血阻窍所致的眩晕，伴见头有刺痛、面唇青紫、舌暗瘀点等。

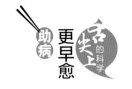

10 三七香菜粥

食材：三七10克，鲜香菜、粳米各50克，红糖适量。

做法：粳米放入锅中，加入500毫升清水煮成稀粥，然后将三七、香菜洗净切碎放入粥中，用小火煮沸，调入红糖。

用法：一日分2次服，连服3～5天。

三七活血理气，粳米顾护胃气，香菜醒脾健胃。本方亦适于因有瘀血阻窍所致的眩晕。

┌─────────┐
│ 食疗备要 │　　（1）适当锻炼，增强体质；保持情绪稳定，防止七情内
└─────────┘　伤；饮食有节，多食清淡，防止暴饮暴食、过食肥甘醇酒及过咸伤肾之品，尽量戒烟酒。

　　（2）眩晕发病后要及时治疗，注意休息，避免突然、剧烈的体位改变和头颈部运动，避免高空作业。

 八　心悸

　　心悸，是指病人自觉心中悸动、惊惕不安，甚则不能自主的一种病症，临床一般多呈阵发性，每因情志波动或劳累过度而发作，常伴胸闷、气短、失眠、健忘、眩晕、耳鸣等症。多因体质虚弱、饮食劳倦、七情内伤、感受外邪及药食不当等，导致气血阴阳亏损、心神失养，或痰火扰心、水饮凌心，或心血瘀阻、气血运行不畅所致。

　　本病见于各种原因引起的心律失常，如心动过速、心动过缓、期前收缩、心房颤动或扑动、房室传导阻滞、病态窦房结综合征、预激综合征以及心功能不全、心肌炎、一部分神经官能症等。临床可结合心电图、必要时行动态心电图等、测量血压、X线胸部摄片、心脏超声等检查，更有助于明确诊断。

| 常用食材 | » 桂圆、莲子、莲子心、山楂、大枣、小麦、猪心、羊心、绿豆、苦瓜、薤头、蜜蜂等。 |

常用食方

1 酸枣仁散

食材： 酸枣仁5克、白糖适量。

做法： 酸枣仁研末，加开水，白糖调服。

用法： 每日1份，睡前服用。

功效： 养心宁肝，补血安神。

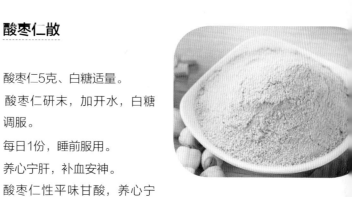

酸枣仁性平味甘酸，养心宁肝，安神敛汗。本方用于心肝血虚引起的心悸怔忡、心烦不安、失眠多梦、易于惊醒等症。

2 朱砂炖猪心

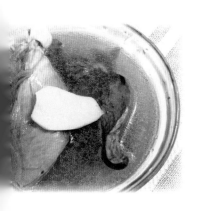

食材： 朱砂3克、猪心1个。

做法： 将朱砂放入猪心内，用线扎好，加水少许，放入炖盅内，隔水炖熟。

用法： 去朱砂食用，每份分2次，每周1~2次，可连续服用3~4周。

功效： 清火泻心，重镇安神。

朱砂甘寒，擅清心经实火，为重镇安神之要药。猪心甘平，养心宁神。本方用于心热所引起心悸烦躁、失眠多梦、口干尿黄等。

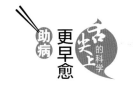
3 桂圆莲子粥

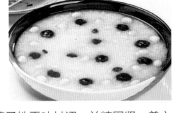

食材： 桂圆15克，莲子、红枣各10克，大米50克。

做法： 莲子先用温开水泡发，红枣去核，与桂圆、大米一起入锅，加水适量煮粥。

用法： 分2次早晚服。

功效： 补血益气，养心安神。

桂圆肉性温味甘，补益心脾，养血安神。莲子性平味甘涩，益精固肾，养心安神，健脾止泻。大枣甘温，补气养血，健脾益肺。大米甘平，健脾益胃。本方用于心血不足之心悸，伴见面色无华、疲倦乏力、失眠健忘等。

4 参芪丹参炖猪心

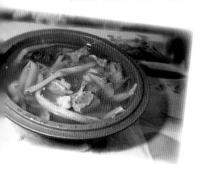

食材： 黄芪15克，党参、丹参各10克，猪心1个。

做法： 水适量，炖煮1小时。

用法： 每日1剂，分1、2次服，可长期食用。

功效： 补血益气，养心安神。

党参、黄芪补气生血，安神益智。丹参活血，除烦安神。猪心性养心安神。本方同样适用于心血不足所致的心悸。

5 养心鸡汤

食材： 黄芪15克，当归、远志、五味子6克，党参、茯苓、川芎各10克，柏子仁、酸枣仁12克，肉桂20克，母鸡肉1000克。

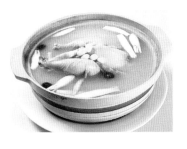

做法： 诸药用纱布包好，与鸡共炖3小时。

用法： 饮汤吃肉，可分1、2次服，每2~3日1剂。

功效： 补血益气，养心安神。

党参、黄芪、当归补气生血，茯苓健脾养胃，川芎活血行气，柏子仁、酸枣仁、远志、五味子养血安神，肉桂补益心脾。本方也用于心血不足所致的心悸。

6 当归党参五味子煲猪心

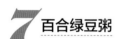

食材： 当归、党参、五味子各15克，猪心1个。

做法： 先将猪心切开，把当归、党参、五味子纳入猪心内，扎好后煮熟即可。

用法： 食心喝汤，一日分2次服。

功效： 益气补虚，宁心安神。

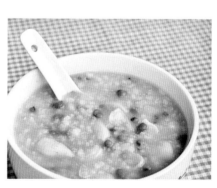

党参补肺脾气，当归补血活血、润肠通便，五味子益气宁心，猪心养心安神。本方用于气血不足所致的心悸，伴见面色萎黄、神疲乏力、头晕健忘等。

7 百合绿豆粥

食材： 鲜百合50克或干百合粉20克、绿豆50克、糯米100克、冰糖适量。

做法： 糯米、绿豆加水常法煮粥，半熟时加入百合或百合粉，不时搅匀，米烂汤稠时加冰糖调味。

用法： 分早晚温服，连服15天。

功效： 滋阴降火，宁心安神。

百合性微寒味甘，滋阴，安神，定悸。绿豆性寒味苦，善清虚热。糯米甘平，滋阴生津。本方用于阴虚火旺所致的心悸，伴见心烦失眠、口燥咽干、手足心热、小便黄少等。

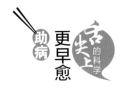

8 玉竹沙参粥

食材： 玉竹10克、沙参20克、大米50克。

做法： 玉竹、沙参加水煎汁，大米加水煮粥，半熟后加入药汁，米烂粥稠即可。

用法： 早晚分服。

功效： 滋阴清热，宁心安神。
玉竹味甘、性微寒，滋心阴，清心热。沙参味甘、性微寒，养阴润燥；本方亦适合于心阴虚、有烦热之心悸。

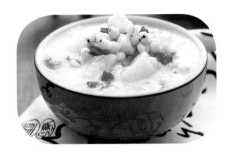

9 桂枝桂圆汤

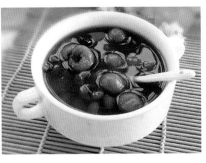

食材： 桂枝、桂圆肉各15克，炙甘草10克。

做法： 水煎服。

用法： 食汤，每日1次，可分2次服。

功效： 温阳补气，安神定悸。
桂枝辛温，为温心通阳之要药。桂圆温热，益气养血，温心安神。本方用于心阳虚衰所致的心悸，伴见神疲乏力、面色苍白、形寒肢冷、胸闷气短等。

10 炙甘草桂枝狗肉汤

食材： 炙甘草30克、桂枝15克、狗肉500克。

做法： 加水适量，大火煮沸后，小火慢炖3小时。

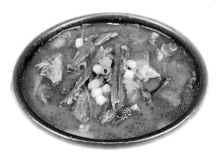

用法： 饮汤吃肉，每日1剂，可分2次服。

功效： 温通心阳，安神定悸。

炙甘草甘温，补脾和胃，益气复脉，尤善定悸。桂枝温通心阳。桂圆肉补气养血，温阳安神。狗肉温热，补中益气、温肾助阳。本方亦用于心阳虚衰所致的心悸等症。

11 茯苓泽泻冬瓜汤

食材： 茯苓40克、泽泻10克、冬瓜200克。

做法： 茯苓、泽泻用纱布包煎，然后加冬瓜与水炖汤。

用法： 一日分2次服，连服3日。

功效： 化气利水，宁心安神。

茯苓性平、味甘淡，利水渗湿，宁心安神。泽泻性寒、味甘淡，利水化湿。冬瓜味淡、性微寒，利水化湿。本方用于水饮内停所引起的心悸，伴见胸闷痞满、肢面浮肿、痰多恶心等。

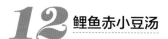

12 鲤鱼赤小豆汤

食材： 鲤鱼500克、赤小豆100克。

做法： 鲤鱼、赤小豆同煮熟即可。

用法： 饮汤，食鱼、豆，一日分2次服，连服5～7天。

功效： 健脾利湿，利水消饮。

鲤鱼性平、味甘，益气健中，利水消肿。赤小豆性平、味甘，利水除湿，善治水肿。本方亦用于水饮内停所致的心悸。

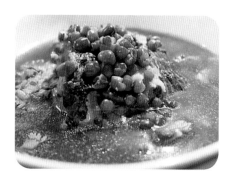

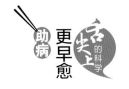

13 薤白瓜蒌仁粥

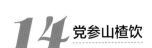

食材： 薤白、瓜蒌仁各15克，粳米100克，冰糖适量。

做法： 瓜蒌仁捣碎，和薤白一同煮粥，待粥将熟时加入冰糖，再煮一二沸。

用法： 每日分2次服，连服3周。

功效： 行气活血，通络止痛。

薤白通阳、行气、导滞，瓜蒌仁涤痰、宽胸、散结。本方适用于气滞血瘀所致的心悸，包括冠心病心绞痛之心悸心痛者，伴见胸闷不舒，或胀痛、刺痛，唇甲舌紫等。

14 党参山楂饮

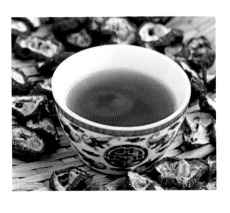

食材： 党参、生山楂各10克，三七粉3克。

做法： 党参、山楂开水浸泡，三七粉开水冲服。

用法： 党参、山楂水代茶频饮，每次50毫升；三七粉早中晚，每次1克，1个月为1疗程，一般2~3疗程。

功效： 益气行气，化瘀通脉。

党参补气。山楂活血散瘀，现代研究还可降血脂。本方用于气虚血瘀、心脉闭阻所致的心悸，伴见声低懒言、气短乏力、胸闷不舒、胀痛刺痛、唇舌青紫等。

15 竹沥粥

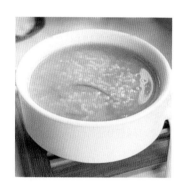

食材：鲜竹竿1支、粳米100克。

做法：鲜竹竿截成30~50厘米长，两端去节，劈开，架起，中部用火烤，两端即有液汁流出，以碗收集备用。粳米煮粥，待粥将成，兑入竹沥30~60毫升，再稍煮即可。

用法：食粥，每日分2~3次服。

功效：清热化痰、镇惊安神。

竹沥性寒味甘，清热豁痰，镇惊利窍。粳米补脾益胃，本方用于痰火扰心的心悸，伴见胸闷烦躁、痰多黄稠、口干口苦、大便干结、小便黄少等症。

16 苦参蜂蜜饮

食材：苦参10克、竹沥20毫升、蜂蜜20克。

做法：苦参放入水中连续煎煮两次，取汁约200毫升，然后加入鲜竹沥、蜂蜜搅匀即可。

用法：一日分2次服。

功效：清热燥湿，化痰利窍。

苦参性寒味苦，清热燥湿。竹沥清热化痰。蜂蜜补气润燥，养心安神。本方亦用于痰热扰心所致的心悸。

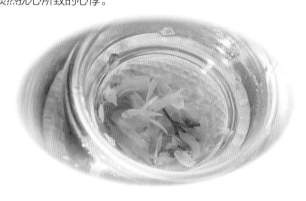

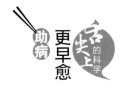

[食疗备要]

（1）患者平素应进食营养丰富而易消化吸收的食物，忌过饱过饥，戒烟酒、浓茶，宜低脂低盐饮食。

（2）心阴虚者忌食辛辣，阳虚者少食生冷，痰浊、血瘀、气滞者忌过食肥甘。

（3）注意起居应有规律，保持心情愉快。

九　胸痹

胸痹，指轻者仅感胸闷如窒、呼吸欠畅，重者胸部闷痛、甚则胸痛彻背、背痛彻心、气短喘息不得卧为主症的一种疾病。中医学认为胸痹的病因多与寒邪内侵、饮食不当、情志波动、劳倦内伤、年老体虚等因素有关。

胸痹可见于西医学的冠状动脉粥样硬化性心脏病、心绞痛、心包炎，以及肺部疾病、胸膜炎、肋间神经痛等过程中，临床可通过心脏彩超、冠脉造影、X线胸片等检查，以资鉴别诊断。

[常用食材]

» 大葱、圆葱、生姜、薤头、白萝卜、芹菜、桃子仁、山楂、黑木耳、桂皮、橘络、红糖等。

[常用食方]

1 薤头粥

食材：薤头、芫荽、橘络10克，葱白5克，粳米100克。

做法：粳米煮粥，待粥快熟时，加入以上三味，再煮片刻至熟，然后放入油盐、味精等调料即可。

用法：一日分2次温服。

功效：散寒通阳，行气宣痹。

薤头辛散温通，善散阴寒之凝滞、行胸阳之壅结。葱白、芫荽均辛温，通阳行气。橘络甘平，通络化痰。粳米健脾养胃。本方适用于寒凝心脉之胸痹，多感寒诱发、胸闷冷痛、温减寒甚等。

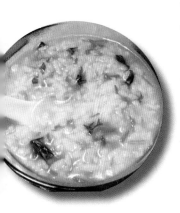

2 瓜蒌薤白酒

食材：全瓜蒌25克、薤白20克、糯米酒150克。

做法：全瓜蒌捣碎与薤白、糯米酒一同放入砂锅中，加适量清水煎煮，取汁150毫升。

用法：每日1剂，分3次温服。

功效：宣阳通痹，行气化痰。

瓜蒌甘寒，宽胸利气散结。薤白辛温，通阳宣痹，以行气机。米酒辛温，以助药势。本方用于痰阻心脉之胸痹，症见胸背憋闷疼痛、痰涎特多、恶心干呕等。

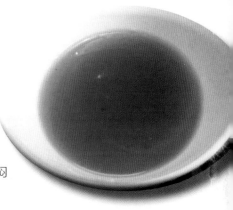

3 丹参绿茶

食材：丹参9克、绿茶3克、三七粉2克。

做法：丹参研成粉末，加绿茶，放热水瓶中，冲入半瓶开水，加盖焖10~15分钟后，倒入放有三七粉的容器即可。

用法：代茶饮用，每日1剂。

功效：活血化瘀，除痹安神。

丹参味苦微寒，活血化瘀，养心安神。绿茶辛凉，清心利尿。三七苦温，活血化瘀止痛。本方适用于心血瘀阻所致的胸痹，症见心胸刺痛、夜晚加重、心神不宁、唇舌青紫等。

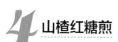

4 山楂红糖煎

食材：山楂20克、红糖适量。

做法：山楂洗净放入锅中加水煎煮，去渣取汁300毫升，加糖融化。

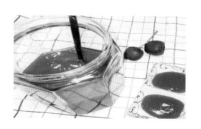

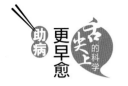
用法： 早晚各1次，温服。

功效： 活血化瘀，散结通痹。

山楂性微温味酸甘，活血化瘀，散结止痛。红糖甘温，补血化瘀。本方对于瘀血所致的胸痹心痛，同样有很好的效果。

5 茯苓米粉糊

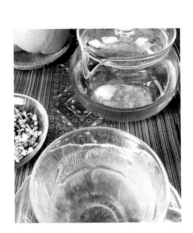

食材： 茯苓细粉、米粉、山楂细末、槟榔细末、白糖各20克。

做法： 以上五种粉末共入盆中，加水适量，调成糊状，蒸熟即成。

用法： 每天分2次，早晚食用。

功效： 行气开郁，利湿化痰。

茯苓健脾化痰，宁心发神。山楂活血化瘀。槟榔行气利水。米粉、白糖养胃调味。本方适用于痰浊痹阻之胸痹，症见心胸憋闷、闷痛、形体肥胖、气短痰多、身重乏力、恶心干呕等。

6 薏陈茶

食材： 炒薏苡仁30克、炒陈皮10克、绿茶3克。

做法： 取洗净的薏苡仁置锅内用小火炒至微黄色，取出放凉备用。晒干的陈皮亦放入锅内炒至微黄色。将药、茶再入锅，加水适量，大火煮沸后改小火煎煮30分钟，去渣取汁即成。

用法： 代茶饮用，每日1剂。

功效： 健脾化湿、理气化痰。

薏苡仁性凉、味甘淡，健脾利湿。陈皮性温、味辛微苦，燥湿化痰。本方同样适用于痰阻所致的胸痹。

7 薏苡仁桃仁粥

食材： 薏苡仁30克、桃仁15克、粳米100克、
　　　陈皮5克。

做法： 薏苡仁、桃仁、陈皮加水放入锅内，
　　　煎煮取汁，然后将药汁与粳米煮粥
　　　即可。

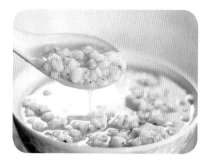

用法： 每日分2次食用。

功效： 化痰活血，行气通痹。
　　　薏苡仁健脾利湿，桃仁活血祛瘀，陈皮理气化痰。本方用于痰浊、血瘀所致
　　　的胸痹。

8 橘枳生姜汤

食材： 橘皮20克、枳实30克、生姜10克。

做法： 橘皮、枳实洗净，切成丝状。生姜切
　　　成块状。三味一同放入锅中加水煎
　　　煮，连煮两次，取汁300毫升。

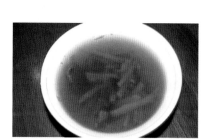

用法： 每日分2次服。

功效： 温经散寒，宣阳通痹。
　　　橘皮即陈皮，理气化湿健脾；配伍枳实生姜，皆为辛温之品，增强行气化
　　　痰。本方亦适用于痰浊阻痹的胸痹心痛。

9 党参薤白粥

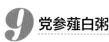

食材： 党参10克、薤白6克、鸡蛋1个、粳米100克。

做法： 党参单煮，取汁备用。鸡蛋放入碗中，搅拌均匀。粳米如常法煮粥，快熟时
　　　放入鸡蛋、薤白、党参汁，再煮至熟。

用法： 温热服食，每日分2次服。

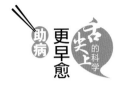

功效：温阳补气，散结除痹。

党参补气，薤白通宣散结，鸡蛋滋阴补气。粳米，健脾益气。本方用于阳气不足所致的胸痹，症见心胸冷痛、胸闷心悸、神疲气短、面色苍白、形寒肢冷等。

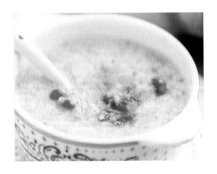

10 羊肉胡桃粥

食材：羊肉30克、核桃仁10克、粳米50克。

做法：羊肉洗净，放葱、姜煮烂；然后加入粳米煮成粥；最后将核桃仁研碎成细末撒入粥中即可。

用法：一日分1、2次服。

功效：温阳补气，补肾益精。

羊肉性味甘温，温补气血，祛寒补虚，具有很好的助原阳、益精血作用。核桃甘温之品，补肾固精，温补阳气。本方亦用于阳气虚弱导致的胸痹与多种病症。

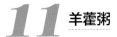

11 羊藿粥

食材：淫羊藿 30克、粳米50克。

做法：淫羊藿先煎取汁600毫升，然后与粳米同煮成粥。

用法：一日分2次，代早晚餐服。

功效：温阳散寒，除湿通痹。

淫羊藿性温、味辛甘，长于温补肾阳，消散阴寒，祛风除湿。本方亦适用于阳虚之胸痹。

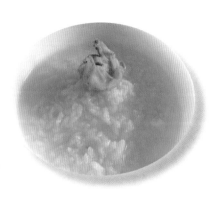

12 党参银耳汤

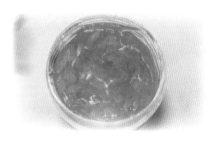

食材： 党参5克，银耳、冰糖各10克。

做法： 先将银耳温水发胀，党参切片，与冰糖同放入锅，加水适量，小火煎煮2小时即成。

用法： 每日1剂，分早晚空腹温服。

功效： 益气养阴，通脉除痹。

党参补气，银耳滋阴，冰糖调味。本方适用于气阴两虚之胸痹，症见胸中灼痛隐痛、心悸心烦、气短乏力、口燥咽干等。

13 双耳汤

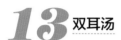

食材： 白木耳、黑木耳各10克，冰糖少许。

做法： 木耳用温水发泡洗净，同冰糖放入碗中，加适量水炖1小时即可。

用法： 每日分1、2次食用。

功效： 补气滋阴，化瘀宣痹。

黑木耳补养气血、活血化瘀，白木耳滋养阴津。本方亦适用于气阴两虚之胸痹。

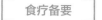
[食疗备要]

（1）关于本病的膳食最好以素食为主，宜选清淡、易消化的低脂肪、低胆固醇、富含维生素的饮食。

（2）控制主食及脂肪的摄入量，保证新鲜蔬菜和水果的供给，以提供维生素C、B族维生素和适量的膳食纤维。

（3）通过合理的饮食结构避免肥胖，以减轻心脏负担，保护冠状动脉血管。

（4）心情要良好，尽量保持舒畅，避免喜怒忧思的过分发生。

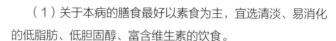

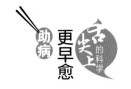

十　失眠

失眠，是指经常无法入睡或无法保持睡眠状态。而饮食不节、情志失常、劳逸失调、病后体虚等，都会引起机体的阴阳气血失调，脏腑功能紊乱，从而导致或入睡困难或睡眠深度不够或早醒及睡眠时间不足等。

失眠，在西医学中多见于神经官能症、躯体性疾病、精神分裂症和抑郁症，而以神经官能症多见。神经官能症可以分为神经衰弱、焦虑性神经症、癔症、强迫性神经症、恐惧症、疑病性神经症、抑郁性神经官能症。临床诊断应在详细的病史和检查的基础上，做出诊断。

[常用食材] » 花生叶、桂圆、香蕉、大枣、桑椹、莲子心、小麦、鸡子黄、牛奶、苦丁茶等。

[常用食方]

1 柏仁猪心汤

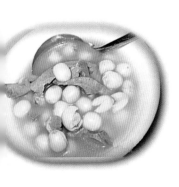

食材：柏子仁、酸枣仁各20克，猪心1个，盐、葱白、生姜各少许。

做法：酸枣仁打碎后和柏子仁装入纱布袋内，猪心洗净后同葱白、生姜和准备好的药袋共入锅加水适量，用大火煮沸后改小火慢炖，熟后加盐即成。

用法：每日分3次，食心喝汤，连服3天。

功效：补心健脾，益气养血。

猪心味甘咸、性平，补血养心。柏子仁味甘辛、性平，宁心安神，润肠通便。酸枣仁味甘、性平，养心安神，补血润肠。本方适用于心脾气血亏虚之不易入睡、多梦易醒、心悸健忘、神疲体倦、面唇淡白、食饮无味、便秘难解等。

2 猪肝红枣汤

食材： 猪肝250克、枸杞子30克、大枣20克、盐、草果、胡椒、葱、生姜各少许。

做法： 猪肝洗净后切成小块，同枸杞、大枣、草果、胡椒、生姜共入锅加水适量，用大火煮沸后改小火慢炖，熟后加入盐、葱花即成。

用法： 每日分3次服，食肝喝汤，连服1周。

功效： 补心健脾，益气养血。

猪肝味甘咸、性平，补血养血。大枣甘温，健脾安中，益气养血。枸杞子甘平，补肝肾，益精血。本方亦适用于心脾气血亏虚之失眠以及虚劳、产后血虚等症。

3 甘菊莲子茶

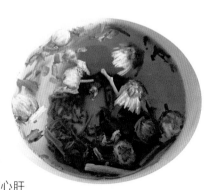

食材： 甘菊花6克、莲子心3克、冰糖2克。

做法： 将二药装入纱布袋内，扎口入锅加水适量，熬开后再熬6分钟，加入冰糖即成。

用法： 代茶饮，每日1剂。

功效： 清肝泄心，泄热安神。

甘菊花味甘微苦、性微寒。明目清肝，止晕除烦。莲子心味苦、性寒，清心安神。本方用于心肝火盛之夜不能睡、心烦多梦、急躁易怒、头晕目胀、口舌生疮、小便黄少等。

4 夏枯茶

食材： 夏枯草10克、苦丁茶3克。

做法： 二味装入水杯中，开水适量浸泡10分钟。

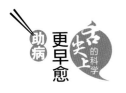

用法：代茶饮，每日1剂。

功效：清肝泻火，散热安神。

夏枯草味苦辛、性寒，清肝明目，疏通郁结。苦丁茶味苦、性寒，散风热、清头目、除烦渴。本方对肝火炽盛、上扰心神的失眠，尤其是血压高者有较好的治疗作用。

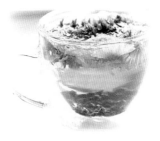

5 竹苓茶

食材：鲜竹茹20克、陈皮10克、茯苓20克、冰糖3克。

做法：将三药装入纱布袋内，扎口入锅加适量水，熬开后再熬30分钟，冰糖调味。

用法：代茶饮，每日1剂。

功效：清热化痰，和中安神。

竹茹味甘苦、性微寒，泻火除烦，化痰止吐。陈皮味辛苦，性温，行气调中，燥湿化痰。茯苓味甘淡、性平，健脾利湿，宁心安神。本方主治痰热扰心之失眠，症见心烦不寐、胸闷痰多、口干口苦、恶心干呕等。

6 小米竹沥粥

食材：竹沥（药店有售）50毫升、小米100克、白糖适量。

做法：煮米成粥，临熟时倒入竹沥，搅匀后加入白糖。

用法：每天分2、3次，连服5日。

功效：清热化痰，除烦安神。

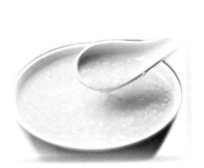

竹沥味甘、性寒，能清心肺胃之火，有涤痰、除烦，定惊之用。小米味甘咸、性平，补虚损，益脾胃。本方适用于痰热内扰所致的失眠。

7 百合鸡子黄羹

食材： 鲜百合30克、鸡子黄2个、粳米100克、白糖
适量。

做法： 百合洗净与粳米共入锅加水，大火煮沸后改
小火慢炖，熟后调入鸡子黄，白糖调味。

用法： 每日分3次服，连服3周。

功效： 滋阴降火，交通心肾。

百合性微寒、味甘，清心安神，养阴润燥。鸡子
黄是家鸡的蛋黄，味甘、性平，滋阴润燥，养血熄风。

本方适用于心肾不交所致的失眠，症见入睡困难、心烦多梦、腰膝酸软、潮
热盗汗、耳鸣颧红等。

8 五味子桑椹膏

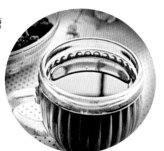

食材： 五味子（打粉）100克、鲜桑椹300克、冰糖
150克、蜂蜜300毫升。

做法： 锅内放入冰糖，熬化后放入五味子粉、鲜桑
椹，煮大约10分钟，并捣碎鲜桑椹，待水分
耗干即可关火，凉后加入蜂蜜调匀即可。

用法： 每日3次，每次20毫升，温水调服，可长期服用。

功效： 益肾养心，安神固精。

五味子味酸甘、性温，益气生津，补肾养心、收敛固摄。桑椹子味甘酸、性
寒，滋阴补血，养心安神。本方亦可用于心肾不交之失眠，另伴有早泄、遗
精、遗尿、自汗、盗汗等。

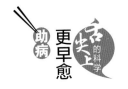

[食疗备要]

（1）临睡前最好不要进食，以防"胃不和则卧不安"。

（2）失眠患者睡前不宜饮用浓茶、咖啡，茶叶、咖啡中所含的咖啡因有兴奋神经中枢的作用，会加重失眠。

（3）失眠除药物、食疗外，患者的精神调养也是十分重要的，平日应注意保持心胸豁达，避免烦恼、焦虑。

（4）注意劳逸结合，避免长时间尤其是睡前伏案工作，保持在精神平静安适的状态下入睡。

十一 腰痛

腰痛又称腰脊痛，是指因外邪入侵，或跌打、挫闪，或者内伤劳倦等，导致腰部气血运行不畅，或失于濡养，所引起腰脊或者脊旁部位疼痛为主要症状的一种病症。急性腰痛病程短，轻微活动即可引起一侧或者两侧腰部疼痛加剧，脊柱两旁常有明显的压痛，实证为多；慢性腰痛病程较长，缠绵难愈，腰部多隐痛或者酸痛，虚证为多。

腰痛可见于西医学中肌纤维炎、强直性脊柱炎、腰椎骨质增生、腰椎间盘突出、腰肌劳损等腰部病变，以及某些内脏疾病以腰痛为主要症状者。临床可进行血常规、红细胞沉降率、类风湿因子等检查，腰椎、骶髂关节的影像学检查亦可帮助诊断。

[常用食材]

» 核桃、板栗、山楂、荔核、橘核、猪肾、羊肾、狗肉、虾、鸽蛋、桂皮等。

[常用食方]

1 杜仲腰花

食材： 杜仲20克，猪肾250克，黄酒15克，淀粉、生姜、白糖各10克，大蒜、大葱、盐各5克，味精、花椒各3克，植物油20毫升，醋、酱油各10毫升。

做法：杜仲加水熬成浓汁50克，加黄酒、味精、酱油、干淀粉、精盐、白砂糖对成芡汁；猪肾一剖两半，去腰臊筋膜，切成腰花；炒锅在大火上烧热，放入花椒，投入腰花、葱、姜、蒜快速炒散，沿锅倒入芡汁和醋，翻炒均匀即成。

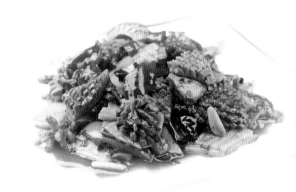

用法：当菜佐食，每日1次。

功效：温阳补肾，强腰止痛。

猪肾甘平，补益肾气，通利膀胱。杜仲甘温，温阳补肾，强壮腰膝。本方用于肾阳虚衰所致的腰痛，症见腰部隐痛冷痛、酸软无力、神疲乏力、肢冷畏寒、夜尿频多清冷等。

2 当归狗肉牛尾汤

食材：当归30克、狗肉500克、牛尾巴500克。

做法：牛尾巴去毛切成数段，狗肉切块，加当归、水适量炖汤，烂熟后加食盐调味。

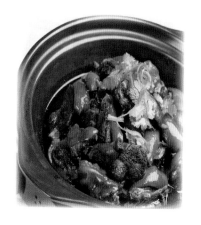

用法：饮汤食肉，一日分2次服，连服3日。

功效：温阳补肾，强筋通脉。

牛尾巴味甘性温，益气血，强筋骨，补肾精。当归味甘辛性温，补血活血。狗肉味甘性温，亦是补肾阳，强筋骨之佳品。本方亦用于肾阳虚衰所致腰痛。

3 生地山药粥

食材：生地40克，枸杞子、山药各30克，大米100克，冰糖适量。

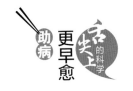

做法：生地煎汁，用汁煮枸杞、山药、大米，
　　　熬成稀粥，冰糖调味。

用法：一日分2次服。

功效：滋阴退热，益肾濡经。

　　　生地甘寒，滋阴补肾，与枸杞子、山药
同用更能增强补精血、益精气、滋肾阴
之效。本方用于肾阴亏虚所致的腰痛，
症见腰部隐痛或觉灼热、酸软无力、形体消瘦、两颧发红、手足心热等。

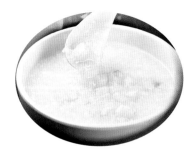

4 杞地鳖甲汤

食材：鳖500克，枸杞子、山药各30克，熟地、
　　　女贞子各15克。

做法：鳖去头、爪、内脏，以上四味药用纱布包
　　　好，与鳖肉同入锅中，加水煮炖至熟，捞
　　　出药包即可食用。

用法：一日分2次服。

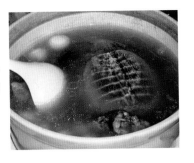

功效：滋阴潜阳，养血益气。

　　　鳖甘寒，滋阴潜阳。熟地甘温，补血虚，滋肾阴。山药甘平，补脾肾气。枸
杞子甘平、女贞子甘凉，都是滋补肝肾阴亏之佳品。本方亦用于肾阴亏虚之
腰痛。

5 独活壮骨鸡

食材：独活、杜仲、怀牛膝、白芍、熟地黄、防风、秦艽各10克，茯苓、桑寄生、
　　　党参、当归各12克，川芎、甘草各3克，细辛2克，肉桂1克，雄鸡1000克，
　　　葱50克，生姜20克，盐适量，花生油适量。

做法：雄鸡净毛，去除内脏，洗净，沥干水分；将药物和调料装入鸡腹内，腌渍入
　　　味30分钟备用；锅内内放入花生油，七成熟时，将鸡下油中煎制，待鸡泛黄
　　　至熟，捞出沥油备用；另起热锅加熟油少许，煸姜、葱、注入清汤、调好味

后，将已煎好的鸡下汤内略煮，待汤沸后即可食用。

用法：佐餐食用，一日1次，分3日服完。

功效：散寒除湿，温经通络。

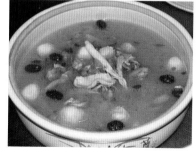

独活、秦艽、防风、细辛祛风散寒除湿，当归、熟地、白芍养血活血，党参、茯苓、甘草补中益气、培补正气，杜仲、怀牛膝、桑寄生补益肝肾、强筋健骨，川芎、肉桂温通血脉，雄鸡更增温补气血之效。本方用于寒湿闭阻所致的腰痛，症见腰部冷痛沉重、转侧不利、寒冷阴雨天加重等。

6 狗脊煲猪脊汤

食材：狗脊40克，猪脊350克，生姜、葱适量。

做法：上药与猪脊加水，小火煮熟。

用法：饮汤，每日分2次服，连服3日。

功效：散寒除湿，温经通络。

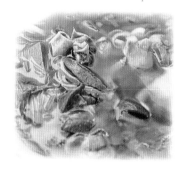

狗脊味甘苦性温，补肝肾，强腰膝，祛风湿。猪脊性平味甘咸，补肾益气。本方亦用于寒湿闭阻所致的腰痛。

7 四妙粥

食材：苍术、黄柏、川牛膝各10克，薏苡仁、绿豆各50克，大米100克。

做法：苍术、黄柏、川牛膝煎汁，再用汁煮薏苡仁、绿豆、大米，粥熟加冰糖调味。

用法：每日分2次服，连服3日。

功效：清热利湿，通滞止痛。

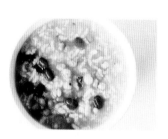

苍术燥湿健脾，黄柏清热燥湿，川牛膝补肝肾、强筋骨，薏苡仁祛湿热、利筋络，绿豆清热除湿，大米养胃。本方用于湿热阻滞所致的腰痛，症见腰部

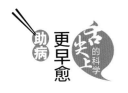

疼痛、沉重而热、天热雨天加重、动后减轻、小便黄少、口干不饮等。

8 茄子根煲猪瘦肉

食材：茄子根10克、猪瘦肉100克。

做法：上药加水，煮至熟透。

用法：每日1次，吃肉饮汤。

功效：清热利湿，通滞止痛。

茄子根性味甘凉，清热利湿，止咳止血，可治水肿、久咳、久痢、白带、便血。本方亦用于湿热阻滞之腰痛。

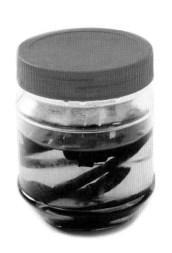

9 杜仲酒

食材：杜仲、丹参各250克，川芎150克，桂心120克，细辛20克，白酒8000毫升。

做法：用白酒浸泡上药半月，每日搅拌1次。

用法：每日1次，每次30毫升，连服7日。

功效：活血化瘀，通络止痛。

杜仲补益肝肾、强筋壮骨，丹参、川芎活血化瘀、通利血脉，桂心、细辛散寒止痛。本方适用于瘀血阻滞所致的腰痛，症见痛如针刺、固定不移、夜晚加重、拒按拒揉、转动不利、唇舌紫暗等。

10 茜草酒

食材：茜草200克、白酒2000毫升。

做法：用白酒浸茜草7日，每日搅拌1次。

用法：每日1～2次，每次30毫升，连服7日。

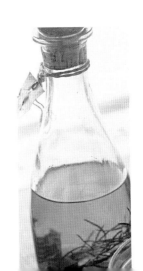

功效：活血化瘀，通络止痛。

茜草苦寒、凉血止血、活血祛瘀，白酒甘辛温、通经脉、御寒气、行药势。本方亦用于瘀血阻滞之腰痛。

[食疗备要]

（1）肾阴虚腰痛患者应忌食助火食物，如生姜、白酒、香菜、南瓜、荔枝、龙眼、茴香、羊肉、狗肉等；肾阳虚腰痛患者忌食各种生冷食物及大寒之品。

（2）忌食腥膻食物，如黑鱼、鲤鱼、鲫鱼、鳝淡菜、乌贼鱼等，还应忌食高脂肪、油炸食物。

（3）急性腰扭伤急性期宜食葱白、橘子、柑、玫瑰花、螃蟹等活血祛瘀的食物；恢复期宜食肉类、蛋、奶类等富含营养的食物，以利受伤组织的愈合。禁忌辛辣、刺激性食物，如辣椒、辣油、芥末、榨菜、韭菜、大蒜等，辛辣、刺激性食物可使炎症进一步扩展，使红肿、疼痛加剧。

体征篇

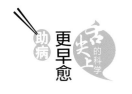

一 咳嗽

咳嗽，是指肺失宣降、肺气上逆作声，咯吐痰液，为肺系疾病的主要证候之一。中医学认为咳嗽的病因有外感、内伤两大类，外感咳嗽主要为感受自然界的风、寒、热、燥等邪气所致，在天气冷热失常、气候突变的情况下多发；内伤咳嗽可因嗜烟好酒、辛温燥烈、熏灼肺胃，或过食辛辣肥甘炙煿、酿湿生痰，或平素脾运不健、消化不良、饮食精微变生痰浊，或忧思恼怒、郁怒伤肝、气火犯肺所致等。

急性咳嗽常见于西医学所说的上呼吸道感染、急性支气管炎、肺炎等，慢性咳嗽常见于西医学所说的慢性支气管炎、肺结核、肺心病、肺癌等。可结合病史、病情、体检做相关检查，如血常规、血沉、痰培养、胸片，以资协助诊断。

[常用食材]　» 雪梨、杏（杏仁）、枇杷（枇杷叶）、苹果、橘子（橘皮）、白萝卜等。

[常用食方]　 **生姜葱白粥**

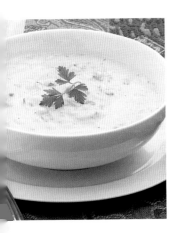

食材：糯米50克、生姜5克、葱白30克、米醋20毫升。

做法：糯米洗净，加适量水与生姜同煮，煮开后加入葱白，待粥成后加入米醋，搅匀起锅。

用法：趁热服，每天1剂，分2次服，连服3～5天。

功效：辛温解表，散寒宣肺。

糯米、葱白、生姜均属温性，且葱白、生姜味辛，辛温发散，驱散寒邪，用于风寒感冒的咳嗽。醋有温胃和中的作用，但其性酸涩收敛，不利于寒邪的驱散，用量不宜大，以免影响药粥的发散作用。粥熬好后，趁热服用，以助发汗，使外邪速去而不复感。因其疗效显著，被冠有"神仙粥"的美称。

2 桑叶菊花薄荷茶

食材: 桑叶5克、菊花10克、薄荷5克。

做法: 均用清水洗净,放入茶壶内,开水300毫升,浸泡10分钟。

用法: 代茶饮用。

功效: 辛凉解表,清热宣肺。

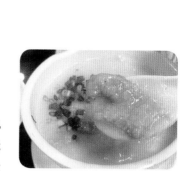

桑叶味苦甘、性寒,有疏散风热、清肺润燥的功效,适合风热咳嗽患者服用;桑叶尚有清肝明目的功效,对风热引起的眼睛肿痛、头痛眩晕也有一定疗效。菊花味辛甘苦、性微寒,有疏散风热、平肝明目、清热解毒的作用,是辛凉解表的常用药材,对于风热咳嗽疗效显著,对于风热引起的眼红、眼胀、视物昏花、眼涩、咽喉肿痛也有很好的效果。薄荷味辛、性凉,有良好的疏散风热、清理头目的功效,对于风热引起的咳嗽、头痛、眼睛红肿、咽喉肿痛都有确切的效果;薄荷还能疏肝解郁,对于肝气郁滞引起的情绪抑郁、胸闷、胁肋(腋窝以下身体两侧的部位)及少腹(小腹两侧)胀痛也有效果。桑叶、菊花、薄荷都是当之无愧的缓解风热咳嗽的好食材,将三者一起泡茶喝效果更佳。

3 牛蒡瘦肉粥

食材: 牛蒡子10克、猪瘦肉30克、粳米100克。

做法: 牛蒡子打碎,猪瘦肉切丝,粳米洗净浸泡30分钟。锅中放入粳米和适量水,大火烧沸后放入肉丝,再次煮沸后改小火熬煮成粥,加入牛蒡子混匀,再煮5分钟,加盐适量调味即可。

用法: 每天1剂,分3次服,连服3~5天。

功效: 疏风清热,利咽止咳。

牛蒡子味辛苦、性寒,能疏散风热、清利咽喉,对于风热咳嗽、咽喉肿痛有良好疗效;兼可通利大小便、解毒消肿,对于便秘、尿少、乳房肿块也有一定的效果。猪瘦肉、粳米充养胃气,顾护脾胃。

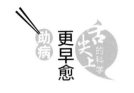
4 桑叶杏仁梨皮粥

食材： 桑叶10克、杏仁10克、粳米50
克、雪梨100克、冰糖少许。

做法： 雪梨洗净取皮。锅置火上，放入
粳米和适量水，大火烧沸后放入
桑叶、杏仁，再次煮沸后放入梨
皮，小火熬制20分钟，起锅加入
冰糖少许。

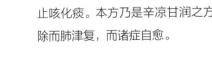

用法： 每日1剂，分3次服，连服3～5天。

功效： 滋阴清热，润肺止咳。

桑叶味苦甘、性寒，有疏散风热、清肺润燥的功效，既能疏散外来风邪，又
能补肺津之不足。杏仁味苦，性平微温，有止咳平喘之效。梨皮清热润燥，
止咳化痰。本方乃是辛凉甘润之方，用于口舌咽干、干咳少痰者。能使燥热
除而肺津复，而诸症自愈。

5 冰糖雪梨

食材： 雪梨100克、冰糖30～60克、白
萝卜100克。

做法： 将带皮雪梨洗净去核，白萝卜去
皮、切块，与冰糖一起置瓷杯内
或放碗内，置蒸锅内，隔水蒸至
冰糖溶化。

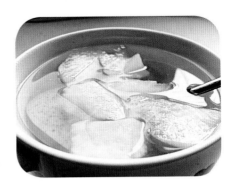

用法： 食梨、白萝卜，饮汁，晚饭后及晨起时食用，每天分2次服。

功效： 生津滋肺，润燥止咳。

冰糖味甘、性平微凉，生津润肺、清热解毒、止咳化痰、利咽降浊。雪梨性
凉、味甘微酸，能滋肺润燥，对燥性咳嗽效果尤佳。白萝卜性凉、味甘微
辛，清热生津、顺气化痰。三味合用，对风燥伤肺导致的以干燥表现为主，
兼有感冒症状的咳嗽效果甚好。

6 橘皮茶

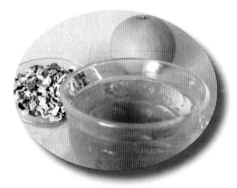

食材： 橘子10个、紫苏叶10克、冰糖少许。

做法： 橘子刷洗干净、剥皮。将橘皮放在阳光下通风处曝晒2~3天，水分完全蒸发晒干至可折断的程度。将晒干的橘皮放入铁锅中炒10分钟，放凉，再放入密封容器中即可长期保存。每次取橘皮10克，以开水200毫升泡软后，加入紫苏叶浸泡15分钟，加入冰糖调味。

用法： 一次性趁热服下。

功效： 温肺化痰，理气止咳。

橘皮味苦辛、性温。能燥湿化痰、理气健脾。紫苏叶味辛、性温，止咳化痰，其含有的部分酸类物质能缓解平滑肌痉挛、起到止咳平喘作用。本方能辅助燥湿化痰、理气止咳、温肺健脾，对于痰湿蕴肺所致咳嗽痰多者可常饮用。脾虚痰湿体质者，此外，对于平素体胖痰多、乏力困倦、食欲不振、大便偏稀、腹中胀满者平素常饮，也可达到理气健脾、燥湿化痰的目的。

7 薏米橘皮萝卜粥

食材： 薏米60克、橘皮10克、50克鲜藕（去皮）、白萝卜50克、冰糖少许。

做法： 鲜藕去皮，白萝卜洗净，均切小丁。薏米淘洗干净，用清水浸泡2~3小时。锅置于火上，倒入适量清水烧开，下入薏米，小火煮至七成熟，加藕丁、白萝卜丁、橘皮，中火煮至薏米熟透，加少量冰糖煮至溶化。

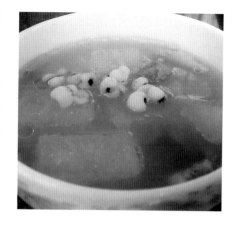

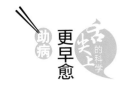

用法： 每日1剂，分3次服，连服3~5天。

功效： 清热利湿，化痰止咳。

薏米，又名薏苡仁、苡仁、六谷子，味甘淡、性微寒，健脾利水、清热渗湿。橘皮能理气健脾，擅长化痰燥湿。白萝卜清热生津、降肺顺气、化痰平喘。本方对脾失运湿、痰湿蕴肺所致的咳嗽痰多色白黏腻、易于咯出，痰出咳嗽减轻有良好的疗效。

8 罗汉果茶

食材： 罗汉果100克。

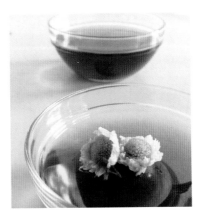

做法： 在罗汉果两头各钻一小洞，冲入开水适量，焖约15分钟，即可饮用。也可将罗汉果捏碎，每次取适量开水泡代茶饮。或将罗汉果碾碎后，放入壶中用开水泡5分钟，平时随饮随倒。

用法： 代茶饮用，每日1剂。

功效： 清热生津，润肺止咳。

罗汉果性凉、味甘微酸，有清热生津、润肺止咳的功效，常用于治疗痰黄咳嗽、咽喉肿痛、消渴烦躁等症。

9 薏米百合汤

食材： 薏米100克、干百合30克（泡发）。

做法： 薏米、干百合放入锅中，加水800毫升，煮成600毫升。

用法： 每日分3次服。

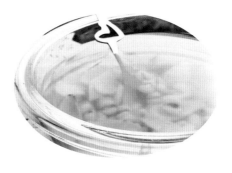

功效： 清热化痰、润肺止咳。

薏米味甘淡、性微寒，有利水渗湿、健脾清热的功效。百合味甘、性微寒，有养阴润肺、清热止咳的功效。

本方对于痰热蕴肺导致的咳嗽痰多而黄稠，以及肺脓肿均有疗效。

10 枇杷膏

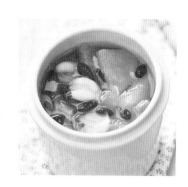

食材：冰糖600克、枇杷500克。

做法：将冰糖入1500毫升沸水中煮至溶化，加入洗净切碎的枇杷肉继续煮至浓稠的膏状即可。

用法：每日服2次，每次50毫升，5天1个疗程。

功效：清热生津，润肺止咳。

枇杷味甘微酸、性微寒，能清肺化痰止咳。冰糖是砂糖的结晶再制品，生津润肺、清热解毒、止咳化痰、利咽降浊。本方擅长治疗干咳少痰、声音嘶哑，或痰中带血的阴虚燥咳。

11 麦门冬雪梨汤

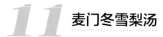

食材：雪梨100克、干百合20克、麦门冬20克、冰糖少许。

做法：先将干百合洗净泡发后，再加入麦门冬，加入水适量，煮开20分钟后加入切成块的雪梨，再小火煮5分钟，加冰糖，煮至冰糖溶化即可。

用法：每天分3次服。

功效：养阴润肺，清热止咳。

麦门冬味甘微苦、性微寒，养阴润肺、益胃生津、清心除烦；含多种沿阶草甾体皂苷、β-谷甾醇、氨基酸、多量葡萄糖及其葡萄糖苷等，能增强网状内皮系统吞噬能力，升高外周白细胞，提高免疫功能。雪梨能滋肺润燥，对燥性咳嗽效果尤佳。百合味甘、性微寒，养阴润肺止咳，清心安神。本方可治疗肺阴虚的燥热咳嗽及劳嗽久咳、干咳少痰或痰中带血。

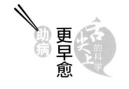
（1）热证的咳嗽患者，不宜进食辛辣炙烤食物，如烧烤、火锅、熏肉、辣椒、胡椒等，否则易助长热邪、劫夺肺阴、熏灼咽喉、咳嗽加重。

（2）痰热咳嗽患者，不宜肥美油腻食物，如肥肉、油煎及油炸食物等，否则易助生痰湿，咳嗽不易治愈。

（3）寒症咳嗽患者，不宜食用生冷食物，如冷饮、冰激凌、水果等，否则易助长寒邪，闭肺碍痰难以速愈。

（4）肺阴虚咳嗽患者宜多饮水，可起到润肺利咽的作用，不宜在干燥的环境中久居。

二 哮病

哮病，是以发作时喉中哮鸣有声，呼吸气促困难，甚至喘息不能平卧为主要表现的一种疾患。中医学认为哮病的发生，内因由于宿痰伏于肺，外因由于外感时邪、饮食不当、情志失调、劳倦过度等引触，以致痰随气升、阻塞气道、肺失肃降、肺气上逆、痰气搏击而发出痰鸣气喘声。本病属邪实正虚，发作时以邪实为主，未发时以正虚为主，反复发作则致肺、脾、肾三脏皆虚。

哮病，常见于西医学所说的支气管哮喘，喘息性支气管炎或其他急性肺部过敏性疾患所致的哮喘等。可结合过敏史或者家族史、病情、体检做相关检查，如血常规、胸部X线或CT检查、肺功能检查等，作为协助诊断。

» 杏（杏仁）、白萝卜（白萝卜种子—莱菔子）、柿子（柿饼）、核桃、荸荠等。

1 杏仁核桃糊

食材：苦杏仁10克、核桃仁15克、生姜10克（或姜粉5克）。

做法：核桃仁、杏仁二者微炒，加入生姜共捣碎研细，加入白糖或蜜少许，开水适量冲服。

用法：每晚睡前服，分两晚服完。

功效：温肺散寒，化痰平喘。

核桃和杏仁均属于温性，温煦散寒，固护
阳气，降气定喘；加用姜汁调服令其温散

功效更进一步，本方用于寒哮可以缓解因外感时邪引起的哮病发作症状。

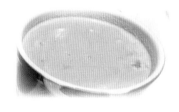

2 杏仁茯苓干姜粥

食材：苦杏仁10克、茯苓10克、干姜5克、粳米
100克。

做法：苦杏仁、茯苓、干姜先煎，开后再煎15分
钟，去渣取液，再与粳米同煮成粥即可。

用法：每日早晚分2次服。

功效：温肺健脾，化痰平喘。

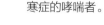

苦杏仁、干姜温肺散寒，止咳平喘，使肺气得以宣发肃降。茯苓利水渗湿，
健脾，使湿无所聚，痰无由生，气道畅通，从而达到宣肺化痰止咳平喘之
功。粳米固护胃气，合茯苓补气健脾，使湿无从生。本方多用于痰多，偏于
寒症的哮喘者。

3 萝卜荸荠汁

食材：白萝卜、荸荠去皮各50克。

做法：捣汁，炖热服。

用法：每日分2次服。

功效：清热化痰，降气平喘。

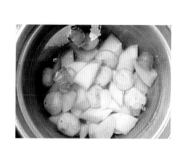

白萝卜与荸荠均属于性凉、味甘之品，白萝卜清热生津、顺气化痰。荸荠清
热化痰、生津润燥，二者合用清热润肺化痰得到加强，对于热哮的症状起到
了很好的缓解作用；哮喘未发之时，服用本方，对于除去哮病"夙根"——
伏痰，也具有一定疗效。

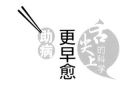

4 萝卜蜜汤

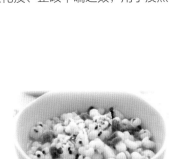

食材：白萝卜汁250毫升，蜂蜜30毫升。

做法：两汁混匀后一同煎煮5分钟。

用法：一日分2次服。

功效：清热降气，化痰止咳。

白萝卜性味甘凉，润肺降气，清热化痰解毒；蜂蜜也有良好的祛痰润肺止咳的功效；二者合用功效更为显著，共显清热化痰、止咳平喘之效，用于痰热之咳哮者。

5 珠玉二宝粥

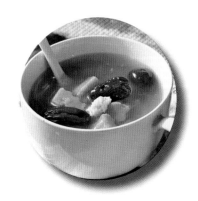

食材：山药50克、薏苡仁50克、柿霜饼25克。

做法：山药、薏苡仁打碎煮烂成粥，然后将柿霜饼切成小块，加入其中再煮10分钟即可。

用法：每日1次，代餐服用。

功效：益气养阴，补脾益肺。

山药益气养阴、补益肺脾，薏苡仁利水渗湿、健脾肺。然而单用山药滋腻之性太过，单用薏苡仁淡渗之力太强；二药合用则久服无弊，共起健脾补肺之效；此外加入柿霜饼，性味甘凉，凉可入肺，甘可补脾，三药合用，适用于一切肺脾气（阴）亏虚之疾病。

6 南瓜红枣红糖粥

食材：南瓜300克、红枣20枚、红糖少许。

做法：红枣去核，南瓜去皮切块，一同放入锅内，加水适量煮烂，然后加入红糖。

用法：一日分2、3次服。

功效：温补脾肺，益气平喘。

南瓜性味甘温，能补脾润肺、化痰平喘止咳；红枣补中益气、养血安神；二者合用，补益肺脾，适用于肺脾气虚导致的声低懒言，气短不续而有哮喘者。

7 参芪粥

食材：党参、黄芪、山药各25克，半夏10克，大米90克，红糖少许。

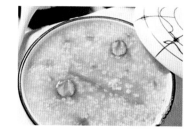

做法：参芪切成片状，与半夏煎汤2次，每次大火熬开后再小火熬20分钟，每次取药汁300毫升，混合后与大米山药一起同煮成粥，再加入红糖。

用法：一日2次分早晚服，连服3～5日。

功效：补肺健脾，益气平喘。

党参补中益气，健脾益肺；黄芪为补药之长，具有益元气、壮脾胃的功效。本方对于脾肺气虚所致的哮喘日久，有着良好的效果，也可用于一般的脾肺虚弱所致的其他多种病症。

8 猪肺核桃汤

食材：核桃仁40克、猪肺300克、生姜15克。

做法：猪肺洗净，然后加水放入生姜、核桃仁以及其他调味品，炖熟。

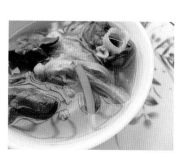

用法：一日分2次服。

功效：补益肺肾，纳气平喘。

猪肺性平，能补肺肾气虚而止喘咳。核桃既能润肺止咳，又能补肾纳气。生姜平喘止咳。本方肺肾双补，纳气平喘，补治兼施，对于因为哮病反复发作，导致肾虚不纳气，久喘不止，越喘越虚者，效果显著。

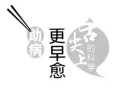

9 芡实核桃粥

食材：芡实30克、核桃仁20克、红枣10个、大米 50克。

做法：水适量，同煮成粥。

用法：分2次服，可常食。

功效：补益肺气，益气平喘。

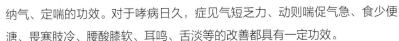

芡实性味甘平、补中益气，红枣性味甘温、益气健脾，核桃甘温、补肾纳气、善定虚喘，三者合用，达到了补肾、健脾、纳气、定喘的功效。对于哮病日久，症见气短乏力、动则喘促气急、食少便溏、畏寒肢冷、腰酸膝软、耳鸣、舌淡等的改善都具有一定功效。

食疗备要

（1）适当锻炼，增强体质。

（2）保持情绪稳定，防止七情内伤。

（3）饮食有节清淡，防止暴饮暴食、过食肥甘醇酒及过咸伤肾之品，尽量戒烟酒。避免海鲜发物、烟尘异物等的刺激。

（4）起居有常，生活有节，注意防寒保暖，避免因寒冷空气的刺激而诱发。

三 呕吐

呕吐，是指胃失和降，气逆于上，迫使胃中之物从口吐出的一种病症。中医学认为，呕吐的病因是多方面的，如风寒暑湿燥火六淫之邪或秽浊之气，入侵胃腑，导致胃失和降，水谷之物随逆气上出；暴饮暴食、嗜食生冷、辛辣醇酒及甘肥，或食不洁之物，亦致胃气不降而上逆；情志不畅，肝失调达，横逆犯胃，胃失和降，脾失健运，食停难化，水谷之物随逆气上出；脾胃素虚或久病体虚，胃虚不能盛受水谷，脾虚不能化生精微，食滞胃脘，胃气上逆成呕等，均可发生呕吐。

呕吐在西医学中，常见于神经性呕吐、急性胃炎、胃黏膜脱垂症、幽门痉挛、十二指肠雍积症等，急性胰腺炎、急性胆囊炎、尿毒症、某些心脏病与颅脑疾病等也可表现以呕吐为主症。临床可结合病史、病情、体检做相关检查，如胃镜、上消化道钡餐透视、腹部B超、血常规、血淀粉酶、头部CT等，以资协助诊断。

| 常用食材 | » 生姜、橘子皮、白萝卜、白萝卜籽、山楂、丁香、鸡内金等。

| 常用食方 | ## 1 藿香粥

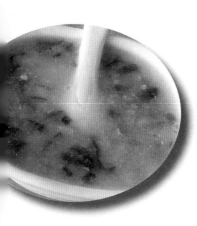

食材： 粳米100克、藿香25克、白砂糖10克。

做法： 鲜藿香清水洗净,煎汁去渣,待用。锅中加入适量的清水，放入已洗净的粳米熬粥，粥熟后入藿香汁，再煮沸，放入白糖调味搅匀即成。

用法： 趁热服，每天1剂，分2次服，连服3～5天。

功效： 醒脾和胃，化湿止呕。

藿香性微温、味辛，气味芳香，有醒脾和胃、化湿止呕之功效，可治疗湿浊中阻所致的呕吐，又可治疗暑月贪凉饮冷引起的感冒。粳米含有淀粉、蛋白质、脂肪、B族维生素、延胡素酸、甘醇酸、柠檬酸、苹果酸、琥珀酸、己酸、麦芽糖等营养成分，具有健脾和胃、益气生津之功，其米糠层的粗纤维成分，有助胃肠蠕动、醒胃、开胃的作用。

2 炒苏叶

食材： 苏叶200克，食用油15克，食盐、味精、辣椒末、生姜末、蒜泥少许。

做法： 苏叶洗净，切成小片，用小火烧至锅热，倒入食用油烧至油热，放入少许辣椒末、生姜末、蒜泥，再放入苏

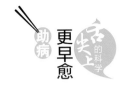

叶，炒熟放入少许食盐、味精即可。

用法：一次性佐以主食食用。

功效：温胃散寒，降逆止呕。

苏叶性温、味辛，外能解表散寒，内能行气宽中，且有独特的芳香气味，能刺激人的食欲，具有醒胃、开胃的作用。辣椒性温、味辛，温胃祛寒，所具有的辣味能促进人的食欲。生姜性温、味辛，辛散

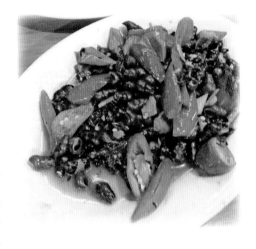

温通，有温胃散寒、和中降逆之功效。蒜泥性温、味辛，有较强的广谱抗菌作用，含大蒜油、大蒜素、硫化亚硫酸酯类、谷氨酸多肽类、苷类、多糖、脂类及多种酶等，大蒜油所挥发出来的刺激性气味能促进食欲，刺激胃肠黏膜。本方用于外受风寒，或胃本有寒，所引起的呕吐。

3 生姜粥

食材：粳米50克、生姜5克、米醋适量。

做法：生姜切碎，与粳米同煮粥，粥熟时加入米醋、食盐，稍煮即成。

用法：趁热一次服下。

功效：发散风寒，温胃止呕。

生姜性温、味辛，可发汗解表、温胃止呕，为呕家圣药；粳米甘平，为益胃佳品。本方适用于外感风寒初起所致呕吐。

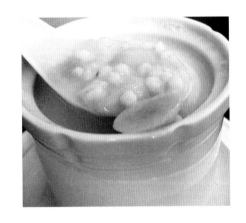

4 槟榔橘皮茶

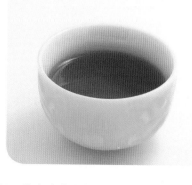

食材： 白槟榔1枚、陈皮5克。

做法： 先将槟榔煨熟，橘皮蜜渍，再将两味干燥研末，同置药罐中加水150毫升，煮至75毫升，滤渣取汁。

用法： 每日1剂，一次性服下，无效可连服。

功效： 行气消积，降逆止呕。

槟榔辛、苦、温，可行气消积导滞、通利二便，配以理气健脾、化痰消积之陈皮，可用于湿阻气逆、食积不化之脘腹胀满、恶心呕吐、嗳气吞酸等症。

5 山楂煲鹅肉

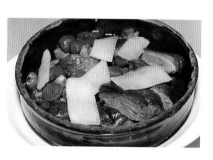

食材： 鹅肉250克、山楂20克、鸡内金15克、陈皮10克。

做法： 鹅肉洗净、切除油脂，山楂、鸡内金、陈皮洗净，全部放入锅内，加清水适量，大火煮沸后将浮在汤上的油沫舀出，继续炖至鹅肉熟烂，调味即成。

用法： 一日分2次，饮汤食肉。

功效： 消食化积，行气止呕。

鹅肉性平、味甘，补气、养胃、止渴，能解五脏之热。山楂性温、味酸甘，消食健胃，能消一切饮食积滞，尤长于消肉食油腻之积。鸡内金性平、味甘，消食化积作用较强，并可健运脾胃，被广泛用于米面薯蓣乳肉等各种食积，配山楂增强消食导滞之效。陈皮性温、味辛苦，辛行温通，苦温而燥，能疏理气机、调畅中焦气机之升降，使得脾胃升降有序，则呕自止。本方用于各种暴饮暴食、食积难化所致的呕吐。

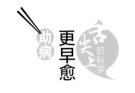
6 莱菔子粥

食材：莱菔子15克、粳米100克。

做法：莱菔子（白萝卜籽）炒熟研末备用；粳米洗净放入锅中，加适量清水，大火煮沸后，改小火煮至成粥时，加莱菔子末，稍煮即成。

用法：每日分2次温服，连服2日。

功效：健胃理气，导滞止呕。

莱菔子性平、味辛甘，能降气化痰、消食除胀；莱菔子炒后不仅有香气、药性缓和、避免生品服用后出现的恶心副作用，且质地酥脆、易于粉碎和煎出有效成分。粳米滋养胃气。本方用于胃气不足的腹胀、呕吐者，伴见饮食不香、无味，食量不多等。

7 茯苓粥

食材：茯苓30克、粳米100克。

做法：茯苓研末备用，粳米洗净加入适量清水，先煮粳米至半熟，再入茯苓末，共煮成粥。

用法：每天1剂，分两次温服，连服3～5天。

功效：健运和胃，除湿止吐。

茯苓性凉、味甘淡，甘则能补，淡则能渗，驱邪而不伤正；且善泄水湿，使湿无所聚，痰无所生。粳米顾护胃气。本方用于胃气不足的腹胀、呕吐者。

8 枳术丸

食材：枳实50克、白术50克、鲜荷叶一张、粳米100克。

做法：枳实、白术二药研末，荷叶包米煮饭至熟，捣和成丸。

用法：早晚米醋调服，每次20克。

功效：调和肝脾，理气止呕。

枳实破气消积、泻肝气使不犯胃，白术益气健脾、使脾气足而肝不能犯，佐荷叶以升清、粳米益胃，可谓疏肝理脾之妙方，可用于肝气犯胃之呕吐，伴见脘胁胀痛、嗳气呃逆、情郁加重等。

9 薄荷饮

食材：贡菊250克、鲜薄荷叶250克、蜂蜜适量。

做法：贡菊、鲜薄荷叶洗净晒干，分别装入瓶中储存，用时各取10克一起放入茶盅中，加适量沸水冲泡，加盖焖10～15分钟直到药香散出即可，蜂蜜调味。

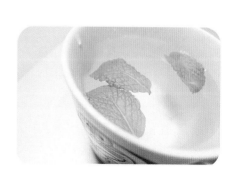

用法：代茶饮用，每日1剂。

功效：疏肝清热，和胃止呕。

贡菊，又叫徽菊，作为贡品进献给皇帝而得名，中药菊花中的一种，性微寒、味甘苦，能疏散风热、养肝明目、清热解毒，主治肝热目赤、肝虚目暗、肝阳眩晕、痉挛抽搐，能"清净五脏，排毒健身"。薄荷性凉、味辛，气味芳香，能疏肝行气解郁、醒脾和胃，治疗感受暑湿秽浊之呕吐，或肝气犯胃之呕吐。蜂蜜性平、味甘，含有果糖、酶、维生素等，各种酶能促进人体对多种物质的消化吸收，常吃可防治肠胃病，提高人体免疫力。本方用于肝热犯胃所引起的呕吐。伴见口干口苦、急躁易怒或耳鸣目赤等。

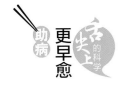

10 清炖鸭汤

食材： 赤小豆300克、苹果35克、葱白25克、青头鸭2000克、精盐适量。

做法： 赤小豆清水浸泡2小时，苹果切块，青头鸭宰杀洗净去毛杂及内脏，将苹果、赤小豆装入鸭腹内，腹口用线缝好，放入锅中，加入适量清水，大火煮沸后，用汤匙除去汤上浮沫，然后改小火煮至鸭肉七成熟时，加入精盐及葱白调味，继续炖至鸭肉熟烂即成。

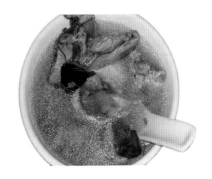

用法： 食肉、吃豆、饮汤，分3次服。

功效： 滋阴益气，清热和胃。

青头鸭性寒、味甘咸，大补虚劳、滋五脏之阴、清虚劳之热、补血行水、养胃生津、清热健脾。赤小豆性平、味甘酸，能利湿消肿、清热解毒、润肠通便，又能解食六畜肉之毒。苹果性凉、味甘，营养丰富，含有维生素、纤维素、有机酸、果胶、脂类、糖类、矿物质等，所含的纤维素能使大肠内的粪便变软；含有的有机酸，可刺激胃肠蠕动，促进大便通畅；含有果胶，能抑制肠道不正常的蠕动，使消化活动减慢。葱白性温、味辛，辛散温通，能宣通阳气使阳气上下顺接、内外畅通。本方用于胃阴不足，内有虚热之胃逆而干呕者，伴见口干舌燥、容易饥饿却食纳减少等。

11 四君子粥

食材： 粳米100克、党参9克、白术9克、茯苓9克、红枣8个、甘草5克、生姜5克。

做法： 党参、白术、甘草加水适量浸泡半小时，放入锅中，煎汁去渣待用。茯苓打成粉待用，红枣洗净去核，粳米洗净，生姜切片。上述材料一起放入锅中加水适量熬煮成粥，即可食用。

用法： 每日分3次服。

功效：补中益气，健脾和胃。

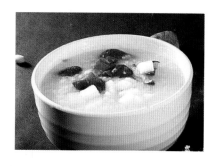

粳米为人体提供营养，补充能量。党参、白术、茯苓、甘草健脾益气。红枣性温、味甘，补脾益气、养心安神，含有有机酸、三萜皂苷、生物碱类、糖类、维生素类、氨基酸、挥发油等，能增加胃肠黏液，纠正胃肠病损，能增强肌力，增加体重。生姜温中和胃止呕。本方用于脾胃气虚而有呕吐者，伴见体倦乏力、食少便溏等。

12 黄芪陈皮粥

食材：生黄芪50克、粳米150克、陈皮10克、红糖适量。

做法：生黄芪加水适量浸泡半小时，放入锅中，煎汁去渣待用。陈皮洗净切丝。黄芪汁、粳米、放入锅中，大火煮沸后，加陈皮丝再次煮沸，改小火熬煮成粥，加红糖调味，稍煮即成。

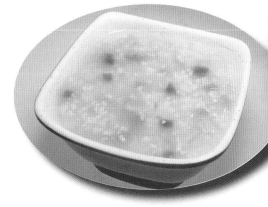

用法：每日分3次服。

功效：补中益气，健脾和胃。

黄芪性温、味甘，为补中益气之要药，善补脾胃，所含的皂苷、多糖、黄铜、氨基酸、微量元素等，能促进机体新陈代谢，提高机体免疫力，抗疲劳。陈皮性温、味辛苦，辛行温通，苦温而燥，尤宜寒湿阻中之气滞；能疏畅气机、调理中焦气机之升降，使脾胃升降有序。粳米顾护胃气，红糖调味。本方用于脾胃气虚而常有呕吐者。

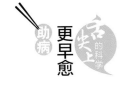

13 白术猪肚粥

食材： 白术30克、槟榔10克、生姜3片、猪肚1
副、粳米100克、葱白10克、食盐适量。

做法： 白术、生姜、槟榔装入布袋内，扎口；
猪肚洗净，将药袋纳入猪肚中缝口，
煮猪肚令熟，取汁，入米煮粥，将熟
时入葱白、食盐调味。

用法： 空腹分2次食用。

功效： 益气健脾，理气和胃。
白术苦甘温，健脾益气。槟榔可行气消积导滞，通利二便。生姜温中止呕。
如此三焦通畅，则不呕吐。再以猪肚补中益气，粳米益胃生津，如此既可补
虚，又使气畅，可用于脾胃气虚的呕吐。

14 姜汁牛奶

食材： 生姜20克、牛奶250毫升、红糖25克。

做法： 生姜去皮洗净、捣烂去渣取汁，姜
汁、牛奶放入锅中，用小火煮沸，加
红糖调味即可。

用法： 一次服下，每日3次，三餐前温服。

功效： 补中益气，温中散寒。
生姜性温、味辛，辛散温通，能温胃
散寒，和中降逆，素有"呕家圣药"

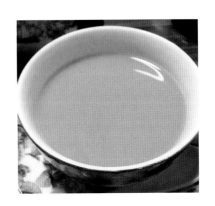

之称。牛奶性平、味甘，具有补虚
损、益肺胃、生津润肠之功效；含有丰富的钙、维生素D，为人体提供生长
发育所需要的全部氨基酸。红糖性温、味甘，含有较多的维生素和矿物质，
具有益气补血、健脾暖胃、缓中止痛、活血化瘀的作用。本方用于脾胃气
虚，中焦有寒的疼痛、呕吐，伴见体倦乏力、四肢不温、喜温恶寒、食少便
溏等。

15 玫瑰花茶

食材：玫瑰花6～10克。

做法：将玫瑰花瓣放入茶盅中，加适量沸水冲泡，加盖焖片刻即成。

用法：代茶饮用，一日1剂。

功效：疏肝行气，和胃止呕。

玫瑰花性温、味甘微苦，含挥发油，油中主要成分为香茅醇、橙花醇、丁香油酚、苯乙醇、脂肪油、有机酸等，其气味芳香，能疏肝解郁、醒脾和胃、行气止痛，治疗肝气犯胃所致的呕吐。

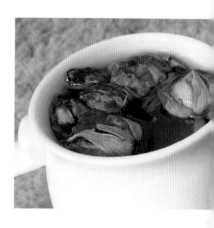

16 麦冬汤

食材：粳米100克、麦冬15克、冰糖适量。

做法：麦冬煎汤、去渣取汁备用。粳米淘洗干净、加水适量煮粥，待粥快好时，加入麦冬汁和冰糖，调匀煮熟即可。

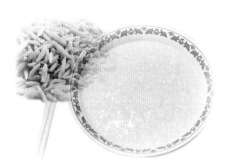

用法：每日分2次温服。

功效：养阴清热，和胃降逆。

麦冬质润性寒，善滋养胃阴、生津止渴；味苦，能清热泻火、降逆止呕、泻火存阴。粳米提供营养，补充能量。冰糖味甘，能滋养补虚、调和药性。本方用于胃阴不足，又有内热所致的呕吐。

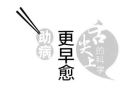
17 粟米粥

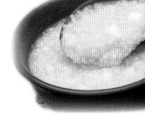

食材：粟米50克、白面200克。

做法：粟米淘尽，与白面和匀，同煮作粥。

用法：早晚分两次空腹服用。

功效：益气滋阴，清热降逆。

粟米又称谷子或小米，性味甘咸而凉，为黄土高原地区人民常食之品。

功能祛脾胃中热、补虚损、开肠胃、养肾气、滋阴、利小便，长于治疗脾胃虚热、反胃呕吐、泻泄诸疾，辅以白面补益心脾，就可收到疗效。

[食疗备要]

（1）呕吐有时是机体的一种保护措施，不可见吐止吐。如遇伤食，停饮积痰，或误吞毒物时，应因势利导，给予探吐，祛除胃中病邪。

（2）应注意饮食方面的调理。胃中有热者，禁服温燥药物，忌食肥甘厚味、辛辣之品；胃中有寒者，禁服寒凉药物，忌食生冷瓜果饮品。

（3）注意情志方面的条畅，应保持心情愉悦，消除紧张、焦虑、恐惧不安的负面情绪。

（4）体质虚弱患者，平素注意身体锻炼，多参加户外活动，但饭后半小时应避免激烈的运动。

 四 泄泻

泄泻，是以排便次数增多、粪质稀溏或完谷不化，甚至泻出如水样为主症的病症。引起泄泻的病因较多，如外感寒湿暑热之邪、误食不节之物或饮食失节、忧郁恼怒致情志失调、久病劳损致身体虚弱、先天不足脾胃虚弱等。使机体脾胃受损运化功能失调、肠道分清泌浊传导功能失司而发生泄泻。泄泻的发病可急可缓，临床应注意与痢疾、霍乱等其他肠道传染性疾病鉴别。泄泻可见于多种疾病，凡属消化器官的功能或器质性病变导致的腹泻，如急慢性肠炎、肠易激综合征、吸收不良综合征或其他脏器病变影响消化功能以泄泻为主症者均可参照本节进行食疗。

| 常用食材 | » 炮姜、扁豆、山楂、炒谷芽、炒麦芽、莲米、炒石榴皮、马齿苋、大蒜、醋等。 |

| 常用食方 | **1 姜橘椒鱼羹** |

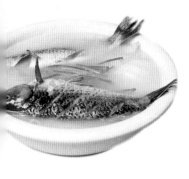

食材：生姜25～30克、橘皮15克、胡椒4克、鲫鱼300克、食盐味精等适量。

做法：鲫鱼去鳞剖去内脏、洗净，生姜切片后与橘皮、胡椒一同用纱布包裹后塞入鱼腹内，加水小火慢煎，鱼熟后加调味品。

用法：取出纱布袋，喝汤食鱼肉，每日1份，1次服用。

功效：温脾暖胃，散寒止泻。

生姜辛温，温中散寒。橘皮辛温，行气止痛、健脾和中；其味苦燥湿，可用于寒湿阻中、脾胃气滞的脘腹胀痛、泄泻等。胡椒辛热，可用于寒困胃肠的泄泻。鲫鱼健脾利湿、和中开胃、活血通络、温中下气，对脾胃虚弱者有很好的滋补作用。本方有散寒化湿之用，既可以用于寒湿泄泻，也可用于寒湿胃痛，症见泻下清稀、脘腹冷痛、肢体不温等。

2 炮姜粥

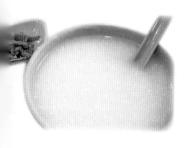

食材：炮姜5克，白术20克，粳米35克、八角茴香、花椒适量。

做法：炮姜、白术、八角茴香、花椒用纱布包裹扎好，放入锅内加水煎煮20～30分钟，然后下粳米煮粥即可。

用法：分2次温服。

功效：温中散寒，燥湿止泻。

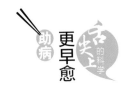

炮姜性温、味苦涩，温经止血，温中止痛，可用于中寒水泻。茴香味辛性温，温中散寒，行气止痛，可缓解脾胃虚寒的脘腹胀痛。花椒辛温，辛散温燥，长于温中燥湿、散寒止痛、止呕止泻。粳米甘平，健脾补胃，固肠止泻。本方用于寒滞中焦的泄泻。

3 马齿苋粥

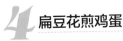

食材： 鲜马齿苋250克（或干马齿苋50克）、大米50克。

做法： 马齿苋洗净，剪碎，加适量的水，煎煮30分钟，捞去药渣；加入洗净的大米，煮至汤稠米烂，放凉服用。

用法： 每日1份，分2次凉服。

功效： 清热除湿，凉血止泻。

马齿苋味酸、性寒，清热解毒、凉血止痢，其水煎剂在体外对各型痢疾杆菌、伤寒杆菌、金黄色葡萄球菌等有抑制作用。本方用于湿热伤中之泄泻，症见腹中灼痛、痛则欲泻、泻下黄糜量少、排便不爽、口干不饮等。

4 扁豆花煎鸡蛋

食材： 扁豆花30克、鸡蛋2个、盐少许。

做法： 鸡蛋打入碗中与扁豆花拌匀，用油煎炒，加盐即可。

用法： 每日1份，分2次服用，可连服5～7日。

功效： 清热解暑，化湿止泻。

扁豆花性平、味甘，健脾、化湿、消暑。鸡蛋性味甘平，补肺养血，补脾和胃。两者煎服清热解毒化湿止泻，尤用暑天伤暑之暑湿泄泻，症见身热汗多、心烦口渴、泻下黄稀等。

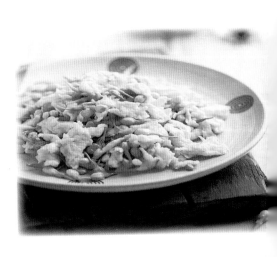

5 山楂茯苓粥

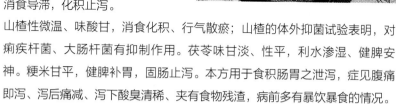

食材：山楂10克、茯苓粉10克、粳米50克、白糖适量。

做法：山楂与水煎取汁加粳米煮粥，粥熟后然后下茯苓粉，调白糖食用。

用法：每日1份，分3次服。

功效：消食导滞，化积止泻。

山楂性微温、味酸甘，消食化积、行气散瘀；山楂的体外抑菌试验表明，对痢疾杆菌、大肠杆菌有抑制作用。茯苓味甘淡、性平，利水渗湿、健脾安神。粳米甘平，健脾补胃，固肠止泻。本方用于食积肠胃之泄泻，症见腹痛即泻、泻后痛减、泻下酸臭清稀、夹有食物残渣，病前多有暴饮暴食的情况。

6 莱菔鸡金粥

食材：莱菔子10克、鸡内金5克、山药粉50克、白糖适量。

做法：先煮莱菔子与鸡内金20分钟，去渣存液，然后加入山药粉煮沸成粥，粥成后加白糖即可。

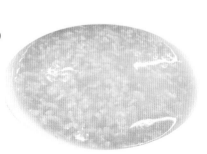

用法：每日1剂，分3次温服。

功效：益气健脾，消积止泻。

莱菔子性平、味辛甘，辛能行散，消食化积，尤善行气消胀，可缓解食积气滞所致的脘腹胀痛、泄泻等。鸡内金性平味甘，能消食化积、健运脾胃。淮山药性平味甘，益气养阴，补脾肺肾，山药含有薯蓣皂苷、薯蓣皂苷元、胆碱、维生素、甘露聚糖等，具有滋补、助消化等作用。本方用于脾胃虚弱之泄泻，症见饭后即泻、泻下稀溏、食少、体倦、乏力等。

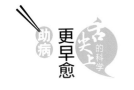
7 白茯苓粥

食材： 白茯苓粉40克、粳米40克、大枣10克。

做法： 先将红枣、粳米同煮成粥，粥成之前加入茯苓粉，搅拌均匀煮沸，最后加入少量白糖即可。

用法： 每日1剂，分两次温服，连服1周。

功效： 补益脾胃，益气止泻。

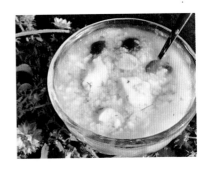

茯苓味甘淡、性平，可利水渗湿、健脾补中。大枣性温味甘，补中益气、养血安神。粳米甘平，健脾补胃，固肠止泻。本方用于脾胃虚弱所致的倦怠乏力、食少纳呆而有腹泻、尤饭后即泻者。

8 黄芪山药莲子粥

食材： 黄芪30克、山药30克、莲子（去心）15克。

做法： 将上三味洗净共煮粥。

用法： 每日1份，分2次温服，可作早晚餐服食。

功效： 益气健脾，涩肠止泻。

黄芪味甘、微温，擅长补中益气，治疗脾虚气短、食少便溏。怀山药性平味甘，益气养阴，补脾肺肾，用于脾胃虚弱之泄泻。莲子性平、味甘微涩，既可补脾益肾，又能涩肠止泻。本方用于脾虚腹泻，尤其久泻不止者。

9 补骨脂蛋

食材： 鸡蛋2～3枚、补骨脂25克、肉豆蔻15克。

做法： 鸡蛋煮熟，然后破壳与补骨脂、肉豆蔻同煮10～20分钟即可。

用法：每日1份，分2次趁热服用。

功效：温阳散寒，涩肠止泻。

补骨脂性温、味辛苦，补肾助阳，暖脾止泻，用于脾肾阳虚的泄泻。肉豆蔻辛温，涩肠止泻，温中行气，用于脾肾虚寒久泻。鸡蛋性甘平，补肺养血、补脾和胃。本方用于脾肾阳虚的虚寒腹泻，症见倦怠乏力、四肢不温、泻下清稀冰冷、生冷饮食后更甚者。

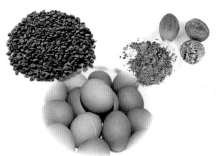

10 芡实点心

食材：芡实、莲子、淮山药、白扁豆各等份，白糖适量。

做法：上四味共磨成细粉，加白糖、清水少许拌匀蒸熟即可。

用法：每日1、2次，每次食50～100克，连服数日。

功效：补肾温脾，固涩止泻。

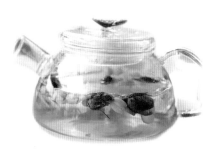

芡实性平、味甘涩，既能健脾除湿，又能收敛止泻，用于脾虚久泻。淮山药性平味甘，益气养阴、补脾肺肾，可用于脾胃虚弱之泄泻。莲子性平、味甘微涩，既可补脾益肾，又能涩肠止泻，用于脾虚食少久泻。白扁豆性微温、味甘，健脾、化湿、消暑，用脾虚湿盛之泄泻。本方用于脾肾气虚的腹泻，症见腹泻日久、倦怠乏力、食少、腰膝酸软等。

11 三花防风茶

食材：扁豆花25克、茉莉花10克、玫瑰花10克、防风10克。

做法：以上四味共同加入水中煎煮取液，加入红糖代茶饮。

用法：每日1剂。

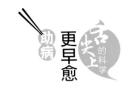

功效：疏肝健脾，祛风止泻。

扁豆花性平、味甘，健脾、化湿、消暑，用于暑湿泄泻。茉莉花性温、味辛甘，理气、开郁、辟秽、和中，用于下痢腹痛、目赤红肿、疮毒等。玫瑰花性温、味甘微苦，理气解郁、和血散瘀，尤善疏肝胆之郁。防风味辛甘、性微温，祛风解表，胜湿止痛。本方用于外伤风邪，肝木乘脾，谷食难化，而泄泻者，症见恶风、鼻咽发痒、胁腹胀痛、泻前腹痛、泻下量少如泡沫、泻后痛减等。

（1）泄泻有暴泻、久泻之分。暴泻多为感受寒湿、湿热之邪，或饮食所伤，治宜散寒祛湿、清热利湿或消食导滞为先。久泻多由脾胃虚弱、脾肾阳虚、肝气乘脾所致，治宜补脾益胃、温肾健脾、疏肝行气为主。临证时应根据具体情况，辨证施膳。除食积泄泻可用"通因通用"之法外，其余泄泻者忌服滑肠之品。

（2）脾胃虚弱、脾肾阳虚慎服寒凉生冷等伤阳之品，湿热泄泻慎服辛温燥热之品，肝气乘脾者注意情志调摄。

 噎膈

噎膈，是指吞咽食物哽噎不顺，饮食难下，或纳而复出。噎即噎塞，指吞咽时哽噎不顺；膈为格拒，指饮食不下。噎虽可单独出现，而又每为膈的前驱表现，故临床往往噎膈并称。噎膈的病因复杂，主要与七情内伤、酒食不节、久病年老等有关，致使气、痰、瘀交阻于食道、胃脘，津气耗伤，胃失通降而成。轻者主要表现为胸骨后不适，烧灼感或疼痛，食物通过时有滞留感或轻度梗阻感，咽部干燥或紧缩感；重者可见持续性、进行性吞咽困难，咽下即吐，吐出黏液或白色泡沫黏痰，严重时伴有胸骨后或背部肩胛区持续性钝痛，进行性消瘦。

根据噎膈的临床表现，主要见于西医学中的食道癌、贲门癌、贲门痉挛、食道炎、胃神经官能症等疾病。临床常使用胃镜观察食道、贲门、胃体的情况，以了解有无肿瘤及炎症、溃痕、狭窄等，若怀疑肿瘤可进行组织活检，以确定病性。X线和CT亦可帮助诊断。

常用食材　　》韭菜、生姜、刀豆、丁香、柿蒂、橘子皮、白萝卜籽、山楂、猕猴桃等。

常用食方

1 陈夏苡仁粥

食材：陈皮5克、法半夏12克、薏苡仁60克、粳米60克。

做法：法半夏、陈皮洗净，用纱布包装好，将药袋与洗净的薏苡仁、粳米一齐放入锅内，加清水适量，小火煮成稀粥，去药袋即可食用。

用法：每日1份，分2次温服。

功效：理气化痰，散结止噎。

法半夏性温、味辛，为止呕之要药，有辛开散结、化痰消痞的作用，对痰饮、胃寒呕吐尤为适宜。陈皮性温、味辛苦，辛行温通，有行气止痛、健脾和中之用，用于脾胃气滞证。薏苡仁性微寒、味甘淡，具有利水渗湿、健脾除痹、清热排脓的功效，薏苡仁油能阻止或降低横纹肌的挛缩作用。本方用于痰气交阻所致的噎膈，症见吞咽梗阻、胸胁痞满、痰涎特多者。

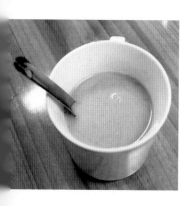

2 米糠茶饮

食材：米糠30克、莲子30克、南沙参20克、冰糖适量。

做法：米糠、莲子、南沙参洗净，用纱布包装好，将药袋放入锅内，加清水适量，小火煮1小时，即可饮用。

用法：每日分4次，温服，连服3天。

功效：化痰降气，润燥清热。

米糠性平，味甘辛，有止噎膈之功效。莲子与南沙参滋

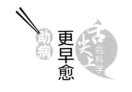

阴润燥，健脾化痰，清解郁热。本方最适合噎膈而又痰多难咯的痰气郁结者。

3 藤莲蜜膏

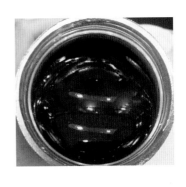

食材： 藤梨根（猕猴桃根）45克、半枝莲 30克、白屈菜 30克、白蜜 250克。

做法： 前三味药加水750毫升，熬至深红色，去渣加蜜，小火收膏。

用法： 每次20毫升、开水冲服，每日2～3次，连服3～4周。

功效： 滋阴清热，活血解毒。

藤梨根苦涩凉，活血解毒，清热利湿。半枝莲辛苦寒，配合运用，可增强藤梨根的清热解毒之力。白屈菜苦寒，消肿止痛。白蜜滋阴润燥解毒。本方用于瘀血内结之噎膈，症见噎膈而有胸觉刺痛、痛处不移、肌肤枯燥、如鱼鳞甲错、舌质紫暗等。

4 芦根洋参柿霜粥

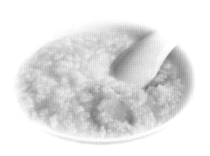

食材： 鲜芦根100克、西洋参10克、粳米 50克、柿霜30克。

做法： 鲜芦根切成细段，加清水适量煎半小时，去渣，取汁备用。西洋参切细片，粳米洗净，用芦根水煮洋参、粳米成胶黏稀粥，溶入柿霜。

用法： 每日1份，分2次服。

功效： 滋阴清热，生津止噎。

芦根性寒、味甘，能清透肺胃气分实热、养阴生津、止渴除烦、清泄胃热、降逆止呕。西洋参性寒、味甘微苦，有补气养阴、清火生津的功效。柿霜性平、味甘涩，清心肺热，生津止渴。本方适用于津亏热结之噎膈，兼见心烦口干、胃脘灼热、大便干结等症。

5 怀杞炖鳖

食材： 鳖500克、怀山药30克、枸杞子15克、红枣5枚、生姜5克。

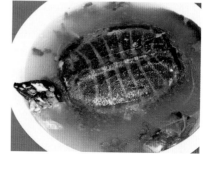

做法： 怀山药洗净、先浸半小时，枸杞子、红枣（去核）洗净。用热水把鳖烫死，切开去肠杂，洗净，斩块。全部用料一齐放入炖盅内，加开水适量，小火隔水炖2小时，熟后加少许食盐调味即可。

用法： 食肉喝汤，每两日1份，早晚各1次。

功效： 滋阴养血，益胃健脾。

鳖肉性凉、味甘，具有滋阴凉血、补益调中、补肾健骨、散结消痞等作用。怀山药性平味甘，有益气养阴、补脾肺肾等功效。枸杞子性平、味甘，有补肝肾、益精血的作用。红枣补气，生姜温中止呕。本方适用于津亏热结之噎膈，兼见消瘦、潮热、盗汗、腰膝酸软等症。

6 党参黄芪炖黑鱼

食材： 黑鱼250克、党参10克、黄芪30克、红枣10克。

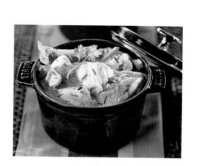

做法： 党参洗净、切片，生鱼去鳞、鳃、内脏，洗净，黄芪、红枣洗净。把全部用料一齐放入炖盅内，加开水适量，隔水炖2小时，去黄芪，加适量食盐调味即可。

用法： 饮汤食肉，每日1份，可分2次服。

功效： 温补阳气，利水降逆。

黑鱼性平味甘，有补益气血、健脾利水之效。党参微温，味甘微苦，大补元气，补脾益肺，尤适用于气虚欲脱、脉微者。黄芪、红枣皆为补益气血之品。本方用于阳气虚衰之噎膈，兼见水饮不下、泛吐白沫、面浮足肿、形寒气短等症。

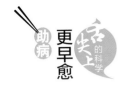

（1）养成良好的饮食习惯，进食时应该细嚼慢咽，少食多餐，宜粗粮细做，忌食粗糙食物。避免进食辛辣或过烫的食物，少食泡菜、腌卤食品，多食新鲜食物。

（2）餐后用温开水漱口，并喝少量温开水冲洗食道。重视心理因素，保持心情舒畅，克服不良情绪，树立信心。并适当锻炼，增强体质。

 黄疸

黄疸，是邪困脾胃、壅塞肝胆、疏泄失常、胆汁泛溢，所致目黄、身黄、小便黄为主要表现的一种常见病症。中医学认为，黄疸的病因有外感和内伤两方面，外感多属湿热疫毒、寒湿所致，内伤常与饮食、劳倦、病后有关。

黄疸多见于西医学中的肝细胞性黄疸、阻塞性黄疸、溶血性黄疸、病毒性肝炎、肝硬化、胆石症、胆囊炎、钩端螺旋体、某些消化系统肿瘤等疾病。可结合病史、病情、体检做相关检查，如血清胆红素、尿胆红素、尿胆原、血清丙氨酸转氨酶、天冬氨酸转氨酶，以及B超、CT、胆囊造影等检查，有助于诊断与鉴别诊断。

» 赤小豆、玉米须、荸荠、荠菜、冬瓜、冬瓜皮、白萝卜、芹菜、马齿苋、鱼腥草、泥鳅等。

茵陈蛋汤

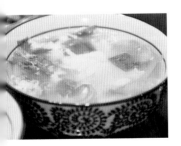

食材： 茵陈60克、鸡蛋两个、米醋20毫升。

做法： 茵陈浓煎取汁300毫升，打入鸡蛋，加醋搅匀，煮沸。

用法： 热服，每日分2次。

功效： 清泻肝胆，利湿退黄。

茵陈性苦、微寒，苦以降泄，寒能清热，最善清利肝胆湿热，使之从小便出而退黄，为治黄疸要药。醋、鸡蛋羹对肝病有一定的疗效。本方用于湿热阻遏（阳黄）、热重于湿，所致的身目俱黄、黄色鲜明、心烦发热、口渴口苦、小便黄少、大便秘结者。

2 马齿苋汁

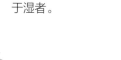

食材： 鲜马齿苋250克。

做法： 洗净，绞汁。

用法： 每次约服30毫升，开水冲服，每日2次。

功效： 清热解毒，利湿退黄。

马齿苋清热解毒，凉血止痢，除湿通淋，本方治疗湿热黄疸（阳黄）而热重于湿者。

3 芦笋龙须粥

食材： 芦笋50克、玉米须200克、薏苡仁50克。

做法： 鲜芦笋，玉米须洗净，与薏苡仁同放入砂锅，大火煮沸后，改用小火煨煮30分钟。

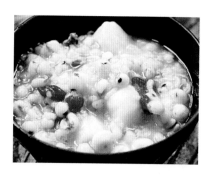

用法： 早晚2次分服，喝汤，嚼服薏苡仁、芦笋。

功效： 利湿化浊，佐以清热。

芦笋性寒，清热解毒，生津利水；玉米须性平、味甘淡。泄热通淋，平肝利胆。薏苡仁味甘淡、性凉，健脾、渗湿、利水之功显著。本方对湿热阳黄而湿重于热的黄疸有一定疗效，症见身目俱黄，鲜明稍逊、头身困重、胸脘痞满、恶心呕吐、食少便溏等。

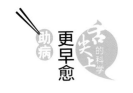

4 玉米须茶

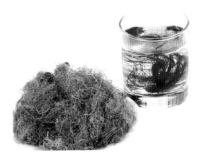

食材： 玉米须50克。

做法： 玉米须洗净、加水200毫升，小火煮半小时，静置片刻，滤过汁液。

用法： 代茶饮用，每日2次，连服3日。

功效： 化湿利水，消肿退黄。

玉米须利水消肿，对肝炎性黄疸有较好的消退作用。本方适合黄疸湿重于热者。

5 栀子仁粥

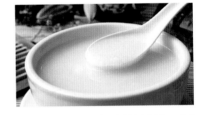

食材： 栀子仁100克、粳米100克。

做法： 栀子仁碾成细末，待粳米煮粥至八成熟时，调入栀子末10克，再煮至粥熟。

用法： 早晚2次分服。

功效： 清泄肝胆，利湿退黄。

栀子苦寒、善能清三焦之热，对肝胆经的湿热极为擅长。粳米健脾益气。两物配伍，清热燥湿，且不伤正。本方用于因肝胆郁热所致阳黄，黄疸鲜明、右胸胁连背胀闷胀痛、口苦咽干、寒热往来等。

6 双草饮

食材： 金钱草40克、车前草40克、冰糖少许。

做法： 金钱草、车前草入药煲，加水600毫升浸泡，煎至300毫升，调入冰糖。

用法： 每日3次分服。

功效： 清肝泻胆，利尿退黄。

金钱草利湿退黄，清热利尿，临床常用治疗黄疸。车前草清热利尿。两药同用共起清热祛湿、利尿退黄之效，本方亦用于肝胆郁热之黄疸。

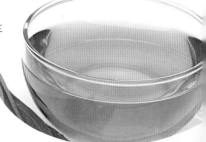

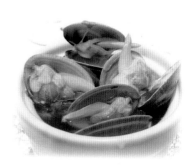

蚬肉茵陈汤

食材： 蚬肉150克、茵陈蒿30克。

做法： 蚬肉、茵陈蒿加清水适量煲50分钟去渣。

用法： 每日分2、3次服。

功效： 清热解毒，凉血退黄。

茵陈性苦、微寒，治黄疸之要药。蚬肉咸寒，有清热利湿解毒之用，适用于湿热并重的黄疸。本方用于疫毒炽盛之急黄，症见发病急骤、黄疸迅速、色黄如金、皮肤瘙痒、高热口渴、胁痛腹满，甚至神昏抽搐、胡言乱语或有鼻血、便血等。

羊肉大麦粥

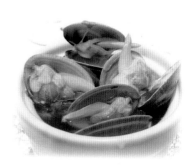

食材： 羊肉250克、草果10克、大麦100克、生姜5克。

做法： 大麦淘洗入锅煮粥，煮熟后盛出；另将草果、生姜与羊肉放入锅内同煮煮熟后捞出切块，一起放入煮好的大麦粥里，小火熬透，再加盐少许即可。

用法： 每日分2、3次，佐餐食用。

功效： 益气温中，化湿退黄。

草果辛温，燥湿温中。羊肉甘温，益气补虚。大麦健脾益气，调中消食，消胀开胃。三者同用可温中下气、消胀除满。本方适用于身目黄疸、但黄色晦暗之阴黄、并兼见腹胀、腹痛、泻泄、怕冷等症。

健脾脆皮鱼

食材： 赤鲤鱼500克，党参、黄芪、茯苓、白术各15克，葱、姜、蒜、酱油、泡辣椒、白糖、绍酒、盐、油、淀粉等适量。

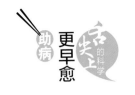

做法：鲤鱼去鳞、腮、内脏洗净，四味中药加工烘干成末，
加入盐、酱油、绍酒调匀，均匀抹在鱼的内外
面，码10分钟后待用。鱼抹上湿淀粉后入锅煎
炸，待鱼两面金黄，加入姜、蒜末、葱花炒
出香味，加适量鲜汤，烹入锅内搅匀成浓汁
并起小泡时即可出锅，亦可调适量汁洒于
其上。

用法：当菜佐餐，每日1次，连食3天。

功效：益气健脾，利湿退黄。

党参益气健脾，白术健脾益气、利水燥湿，茯苓健脾渗
湿安神，黄芪益气健脾、利水消肿、升阳举陷、益卫固表，鲤鱼味甘性平、
补脾健胃、利水消肿。本方开胃健脾利湿，适用于脾虚湿滞所致面目及肌肤
淡黄、甚至晦暗无光泽、四肢酸软无力、心悸气短、大便溏薄等症。

[食疗备要]　　　（1）黄疸病人应注意休息，切记劳累，此外还应该保持心
情舒畅。

（2）饮食宜清淡，忌嗜酒。忌食生冷性凉食物，如螃蟹、
螺蛳、蚌肉、香蕉、生地瓜；忌过食补益之品，如动物油、肥
肉、海鱼、虾子；忌食胀气的食物，如马铃薯、豆瓣等；忌食
糯滋腻之物，如糯米、大枣、荔枝等；忌食辛辣制品，如辣
椒、榨菜、大蒜、葱、生姜等。

七　鼓胀

鼓胀，是指肝病日久，肝脾肾功能失调，气滞、血瘀、水
停于腹中所导致以腹大胀满、绷急如鼓、皮色苍黄、脉络显露
为特征的病症。中医认为鼓胀的病因主要有酒食不节、情志刺
激、虫毒感染、劳欲过度以及病后续发五个方面。肝主疏泄、
司藏血，肝病则疏泄失常、气滞血瘀，进而横逆犯脾；脾主运
化，脾病则运化失健、水湿内聚，土壅木郁，终致肝脾俱病；
病延日久，累及于肾，致肾失开阖、水湿不化；至此肝、脾、

肾三脏俱虚，运行蒸化水湿的功能更差，气滞、水停、血瘀三者相互为患，壅结更甚，其胀日重。

西医学的肝硬化、腹腔内肿瘤、结核性腹膜炎等形成腹水，出现类似鼓胀的证候，可参照鼓胀治疗。可结合病史、病情、体检做相关检查，如腹部B超、X线食道钡餐造影、CT、腹水、血清蛋白、凝血酶原时间等检查，有助于诊断。

[常用食材]　» 玉米须、赤小豆、绿豆、扁豆、冬瓜、冬瓜皮、白萝卜、白萝卜籽、荠菜、荸荠、竹笋、鲫鱼、鲤鱼、泥鳅等。

[常用食方]　 **扁豆薏仁粥**

食材： 大米100克，扁豆、薏苡仁各50克，糖、盐等调味品适量。

做法： 扁豆、薏苡仁放入砂锅中加适量清水煎煮50分钟后，再放入大米，粥熬至烂熟时再加糖或盐。

用法： 可每日1份，分2次服。

功效： 健脾行气，除湿消胀。

扁豆性平、味甘淡，补脾而不滋腻，除湿而不燥烈，为健脾化湿之良药。薏苡仁健脾、补肺、清热、利湿，具有祛风湿、强筋骨、补正气、利肠胃、利小便、消水肿等作用。是我国古老的粮药兼用作物。大米味甘性平，具有补中益气、健脾养胃、益精强志、和五脏、通血脉的功效，称誉为"五谷之首"。本方适用于气滞湿阻所致的鼓胀，症见腹部按之不坚硬、叩之如鼓，胁下胀满或疼痛，饮食减少、食后胀甚，嗳气或排气后腹胀减轻，矢气稍减等。

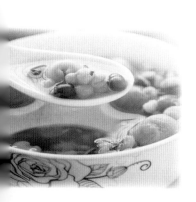

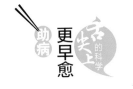

2 姜橘红茶

食材： 生姜20克、陈皮15克、红茶6克、红糖适量。

做法： 陈皮用清水洗净、切丝，将三种食材开水300毫升浸泡10分钟，加入红糖即可。

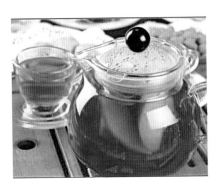

用法： 代茶饮用。

功效： 温中理气，燥湿除胀。

生姜温中散寒，行水止呕。陈皮理气健脾，燥湿化痰。红茶、红糖性温，均可散寒温中、调气和血。以上合用亦用于气滞湿阻之鼓胀，而又偏寒怕冷者。

3 参芪牛肚汤

食材： 党参、黄芪、淮山药、花生各50克，桂圆肉10克，牛肚500克，生姜5克。

做法： 党参、黄芪、淮山药、花生分别洗净并浸泡30分钟，牛肚切成块，将浸泡过的各药、牛肚块与桂圆肉、生姜片一起放入砂锅中，加入适量的清水，用大火煮沸后再用小火煮2个小时即成。

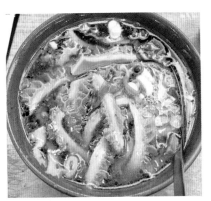

用法： 每周1份，分2次服，吃牛肚喝汤。

功效： 补气健脾，温中化水。

党参、黄芪性味甘平，补气健脾。山药味甘性平，补脾养胃，生津益肺，补肾涩精。桂圆性温，补心脾、温阳气，益气血，养肌肉。牛肚性温，补益脾胃，补气养血，补虚益精。生姜辛而散，温中降逆，止呕消痞。本方用于寒水困脾所致的鼓胀，症见腹大胀满、精神不振、纳差便溏、小便不利、下肢浮肿、四肢不温、形寒怕冷等。

4 术枣内金饼

食材：白术50克、白芍25克、干姜10克、桑白皮30克、红枣200克、鸡内金15克、面粉500克。

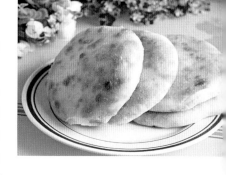

做法：红枣去核；白术、干姜、桑白皮、白芍装入纱布袋中，与红枣一起入锅加适量清水用大火烧沸，再用小火煎煮1个小时，取出红枣搅拌成枣泥；鸡内金研成细粉与面粉混合均匀，加入枣泥和适量的药汁将其和成面团；再将面团做成若干个小面饼，用小火烙熟即成。

用法：每次50～100克，每日1～2次，每3～5日吃1份。

功效：温中健脾，化湿利水。

干姜味辛、性热，温中散寒，回阳通脉，燥湿消痰，温肺化饮。白术味苦甘、性温；健脾益气，燥湿利水。白芍味苦酸、微寒，养血敛阴，平抑肝阳，柔肝止痛。桑白皮甘寒，利尿消肿的作用显著。红枣味甘性温，维生素含量高，补中益气，养血生津。鸡内金消食健胃，可促进胃液分泌，提高胃酸度及消化力，使胃运动功能明显增强，胃排空加快，增加食欲。本方也用于寒水困脾所致的鼓胀患者。

5 玉米须炖甲鱼

食材：甲鱼1只、玉米须100克，葱、盐、味精各适量。

做法：先将甲鱼放入热水中,使其排空尿液，再将甲鱼放入开水中烫死，去除其头、爪和内脏。玉米须装入纱布袋中，与甲鱼一起入锅，加适量的清水和调料，用大火煮沸后再用小火炖至烂熟。

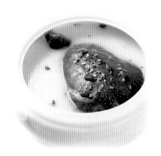

用法：吃肉喝汤，每日1份，每3日吃1次。

功效：清热利湿，凉血逐水。

甲鱼肉性平、味甘，滋阴凉血，补益调中，补肾健骨，散结消痞。玉米须性平味甘淡，清热除湿，利尿消肿，本方用于水热蕴结所致的鼓胀，症见腹大坚硬、胀满紧急、烦热口苦、口渴不饮、面目发黄、小便赤涩等。

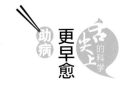

6 薏仁荸荠汤

食材： 荸荠100克、薏苡仁50克、瘦猪肉50克。

做法： 以上食材一起放入砂锅中，加入适量的清水，煮2小时即成。

用法： 每日1份，分2次服。

功效： 清热利湿，利气消水。

荸荠性凉、味淡，生津止渴、清热利尿、消食除胀。薏苡仁性凉、味甘淡。健脾利气，清热利湿，利尿消肿。瘦猪肉味甘咸、性平，补虚强身，补肾养血，滋阴润燥，丰肌泽肤。三物合食，同样用于水热蕴结的鼓胀。

7 赤豆鲤鱼汤

食材： 鲤鱼500克、赤小豆100克、玫瑰花10克、丹参25克、盐等调味品适量。

做法： 鲤鱼去除头、尾、刺、骨，然后与赤小豆、玫瑰花、丹参一起放入砂锅中，加适量的清水熬至豆烂再加入调味品即成。

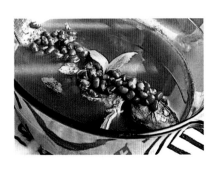

用法： 每日1份分2次服用，可每3日吃1份。

功效： 活血化瘀，利水消肿。

鲤鱼味甘性平，补脾健胃，利水消肿。玫瑰花性温味辛，柔肝醒胃，理气活血，美容养颜。丹参味苦微寒，活血化瘀，凉血排脓。赤小豆性平味甘酸，健脾利湿，利尿消肿的作用。本方用于血瘀水留所致的鼓胀，症见腹大坚满、腹部脉络怒张、胁下痞块、肝掌、蜘蛛痣、面色黯黑、神疲乏力、便溏或黑便、牙龈出血、鼻出血、皮肤黏膜紫癜或呕血、舌体暗红或有瘀斑等。

8 三七炖参兔

食材：兔肉500克、三七15克、党参30克、香菜、葱、姜、蒜、料酒各适量。

做法：党参、三七用纱布包好，兔肉洗净切成块，葱切成段，姜切成片，蒜用刀拍松。锅中放入适量的清水、烧开，将兔肉放入锅中，加入适量的料酒，用烧滚的开水烫去兔肉的血腥味，然后捞出兔肉用清水洗净。药包入锅加适量的清水用大火烧开，再用小火煮十分钟，将烫过的兔肉和葱、姜、蒜一起加入药锅中，大火煮沸后再用小火炖60分钟，捞出药包。

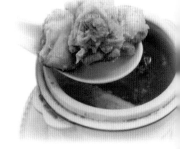

用法：吃肉喝汤，每日1份分2次服，每周1份。

功效：益气健脾，化瘀逐水。

兔肉味甘性凉，补中益气，凉血解毒。三七性温味辛，散瘀止血，消肿定痛。党参性味甘平，补气健脾，本方也适用于瘀结水留所致的鼓胀。

9 锁阳炖母鸡

食材：锁阳、党参、淮山药、大腹皮各20克，母鸡1000克，生姜片30克，食盐少许。

做法：母鸡杀死后去除毛杂及内脏，洗净切块，与上药一起入锅加适量的清水，先用大火煮沸，再加入食盐、生姜，改用小火炖4个小时即成。

用法：食肉喝汤，每日分2、3服，每周1份。

功效：温阳补气，化气利水。

锁阳味甘性温，温阳补肾，润肠通便。党参性平味甘，补气健脾。大腹皮味辛性微温，下气宽中，行水消肿。山药味甘性平，益气健中。鸡肉味甘性平，补益气血。本方用于脾肾阳虚所致的鼓胀，症见神疲气短、形寒肢

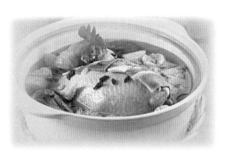

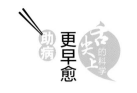
冷、食少便溏、腰膝酸软、腹胀如鼓、下肢水肿等。

10 黑豆鲤鱼汤

食材： 黑豆50克、鲤鱼1000克、白术15克、白芍15克、生姜3克、炙附子5克、生姜10克。

做法： 黑豆洗净后浸泡3个小时。鲤鱼杀死，去除鳞腮、内脏后用油略煎一下。煎过的鲤鱼和其他食材一齐入锅，加适量的清水，先用大火煮沸，再用小火煮至豆烂即成。

用法： 食肉喝汤，每日分2次服，每3日1份。

功效： 温阳补气，化气行水。

黑豆性平味甘，补肾益阴，健脾利湿。鲤鱼味甘性平，补脾健胃，利水消肿。白术味苦甘、性温，健脾益气，燥湿利水。白芍味苦酸、微寒，养血敛阴，平抑肝阳，柔肝止痛。干姜味辛、性热，温中散寒，回阳通脉，燥湿消痰，温肺化饮。附子味辛甘、性热，回阳救逆，补火助阳，散寒除湿。生姜辛温，温中降逆，除湿消痞。本方同样用于脾肾阳虚所致的鼓胀。

11 黄精鲤鱼汤

食材： 黄精15克，北黄芪12克，当归、枸杞子、丹参各10克，红枣10克，鲤鱼250克，生姜5克，食盐适量。

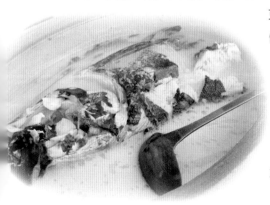

做法： 红枣去核。上药洗净后放入清水中浸泡10分钟。鲤鱼杀死去除鳞、鳃、内脏，洗净，入油锅用小火煎至微黄，再放入所有的食材与适量清水，用大火煮沸后再用小火炖一个半小时，加入食盐即成。

用法： 每日1次服，每3日吃1份。

功效： 滋阴养血，行水除胀。

黄精味甘性平,滋阴补气,健脾益肾。北芪甘温,补中益气。当归味辛苦性温,补血活血,润燥滑肠。枸杞子味甘性平,滋补肝肾,益精明目。鲤鱼味甘性平,补脾健胃,利水消肿。丹参味苦性微寒,活血化瘀凉血,排脓生肌。红枣味甘性温,维生素含量高,补中益气、养血生津。本方用于阴虚血亏所致的鼓胀,症见腹大如鼓、腹壁青筋显露、形体消瘦、口干咽燥等。

12 枸杞乌骨鸡

食材: 枸杞子50克,当归25克,沙参、桑白皮各10克,白酒150毫升,乌骨鸡1000克,生姜10克,食盐等调味料适量。

做法: 枸杞子、当归、沙参、桑白皮洗净后装入纱布袋中,放入125毫升白酒中浸泡6~8个小时后捞出。将食盐等调料放入剩下的25毫升白酒中搅匀,涂抹已已去除毛杂及内脏、洗净的鸡身内外面。将药袋和生姜装入鸡腹中。用大火蒸1个小时,再改用小火蒸1个小时,除去药袋和生姜,鸡切成块食用。

用法: 每日分2、3次服,每3日吃1份。

功效: 滋阴养血,行水除胀。

枸杞子味甘性平,滋补肝肾,益精明目。当归味辛苦性温,补血活血,润燥滑肠。沙参性微寒味甘,清热养阴,润肺止咳。桑白皮味甘性寒,清肺平喘,利水消肿。少量白酒活血通脉、有助药力。乌骨鸡性平味甘,滋阴清热,补肝益肾。本方同样用于阴血亏虚所致的鼓胀。

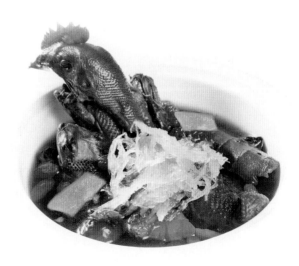

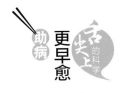

[食疗备要]
（1）对鼓胀患者要采用低盐饮食，因为盐多了腹水也会变多。对于有大量腹水而少尿的病人，可吃无盐饮食。

（2）禁生冷、油腻、辛辣、油炸、粗糙、坚硬类食物。

 八 偏瘫

偏瘫属于中风后遗症，中风，即脑卒中，是以猝然昏倒、不省人事、口眼歪斜等为主症的病症，与西医学中的急性脑血管意外很相类似，包括缺血性中风的短暂性脑缺血发作、局限性脑梗死和出血性中风的原发性脑出血、蛛网膜下腔出血等。

不少患者经救治后虽存活下来，但却不同程度地出现了半身不遂、手足瘫痪、语言不利、甚至失语等症状，通称偏瘫。由于其严重影响着患者的生活质量，故对偏瘫的治疗、调护日益受到重视。

[常用食材]
» 山楂、核桃、板栗、黑木耳、桂圆、芹菜、圆葱、大葱、丝瓜络、黄鳝、泥鳅等。

[常用食方]
 黄芪桂枝粥

食材： 黄芪15克，炒白芍、桂枝、大枣各10克，大米100克，生姜5克。

做法： 上4味水煎取汁，与大米同煮为稀粥。

用法： 每日1份，分早晚2次服。

功效： 益气养血，通阳活络。

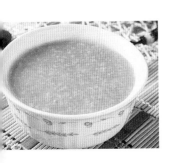

黄芪益气实卫，桂枝温经通阳，白芍和营养血；黄芪、桂枝相伍补气通阳；生姜、大枣合用既可调和营卫，又可健脾和中；生姜还可助桂枝散风寒、通血脉。本方用于气血亏虚、络脉瘀阻所致的肢体麻木、半身不遂，伴有气短乏力、面唇淡白等。

2 黄芪肉羹

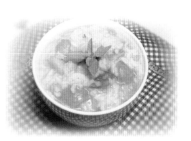

食材： 黄芪30克，大枣20克，当归、枸杞各
10克，猪瘦肉片100克。

做法： 共炖汤，加食盐调味。

用法： 食肉喝汤，每日1次，温热服下。

功效： 补气益精，养血活血。

黄芪补气养血，当归补血活血，枸杞补肾益精，猪瘦肉生津补气，大枣益气
养血。本方同样用于气血亏虚之偏瘫者。

3 板栗桂圆粥

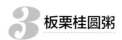

食材： 板栗30克、粳米50克、桂圆肉20克。

做法： 板栗去壳、切碎，与粳米一同熬粥，将
熟时放入桂圆肉再熬10分钟，即可服食。

用法： 每日1份，早晚分服，温热服食。

功效： 补肾养肝，强筋壮骨。

板栗性味甘寒，补肾养肝，强筋壮骨。
桂圆肉味甘性温，益气血，补心脾，养
肌肉。粳米甘平，健脾养胃。本方用于偏瘫日久，肝肾精血不足，伴见短气
乏力、耳鸣目糊、腰膝酸软、失眠多梦、肢体麻木、筋肉颤抖等。

4 芪杞炖鳖

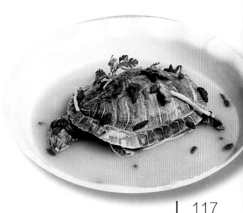

食材： 鳖肉200克、黄芪30克、枸杞子20克。

做法： 以上三味，加适量水同炖至鳖肉熟
烂，即可服食。

用法： 每日1次，空腹温服。

功效： 补肾养肝，强筋壮骨。

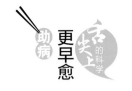

鳖肉味甘性平、滋阴补肾，黄芪补气养血，枸杞子补肾益精。本方同样用于偏瘫日久，肝肾精血不足者。

 山药葛粉羹

食材： 山药、葛根粉各20克，小米100克。

做法： 共熬粥。

用法： 每日早晚各1次，空腹温服。

功效： 健脾和胃，除湿化痰。

山药补脾养胃。葛根粉化痰，内含12%的黄酮类化合物，如葛根素、大豆黄酮苷、花生素等营养成分，还有蛋白质、氨基酸、糖和人体必需的铁、钙、铜、硒等矿物质，是老少皆宜的名贵滋补品，有"千年人参"之美誉。小米健脾和胃。本方用于脾虚痰阻之偏瘫，伴见头昏眩晕、神志恍惚、肢体麻木、运动不利、胸脘满闷、食少纳呆等。

6 怀莲糊

食材： 怀山药、莲米各100克，冰糖适量。

做法： 怀山药、莲米分别焙干、共研为细末，开水200毫升，冲入10克怀山药莲米粉拌搅成糊状，入冰糖溶化。

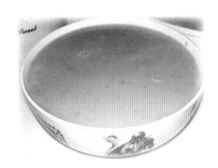

用法： 每日分早晚凉服。

功效： 健脾和胃，除湿化痰。

淮山药、莲米均有健脾除湿的功效，冰糖养阴生津。本方亦用于脾虚痰阻之偏瘫。

（1）饮食应注意保持节制，防治肥胖；忌食肥甘厚味，以免内生痰湿；多食清淡食物，如新鲜蔬菜、水果及富含植物蛋白的豆类制品等；应禁忌辛辣刺激食物及烟酒，包括咖啡、浓茶、辣椒等。

（2）应保持心情的舒畅，偏瘫患者常会因肢体功能障碍以致心情抑郁，此时鼓励患者保持乐观的情绪对后遗症恢复有积极的意义。

九 痴呆

痴呆，是指髓减脑消、神机失用所导致的一种神志异常性疾病，以呆傻愚笨、智能低下、善忘等为主要的临床表现。中医认为本病病因以内因为主，多由于年迈体虚、七情内伤、久病耗损等原因导致气血不足、肾精亏耗而致脑髓失养，或因气滞、痰阻、血瘀于脑而成。

西医认为痴呆是由于脑功能障碍而产生的获得性和持续性智能障碍综合征，以缓慢出现智能减退包括记忆、语言、认识能力下降和人格异常为临床表现，可发生于各个年龄阶段，但以老年人居多。临床可通过以上临床表现，结合脑脊液检查、脑电图、影像学、神经心理学等检查手段进行诊断。

» 核桃仁、板栗、芝麻、莲子、黑木耳、白木耳、大枣、山楂、荔枝、大豆、猪脑、猪脊、鸡蛋、鱼肉等。

 核桃首乌炖猪脑

食材： 核桃仁、制何首乌各15克，天麻6克，猪脑1副，调味料适量。

做法： 天麻切片。猪脑去筋膜备用。锅中放入适量清水、天麻、核桃仁、制首乌，小火炖沸后，下猪脑，煮至猪脑

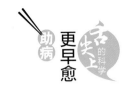
熟烂，加入调味料即可。

用法：当菜佐餐，每日1次服，可常服。

功效：补肾益精，生髓益智。

核桃仁味甘、性温，补肾润肠，健脑
益智，现代研究表明核桃中的磷脂、
对脑神经有很好的保健作用。制首乌味
苦甘涩、性微温，补益精血。天麻味甘、性
平，平抑肝阳，善治眩晕、头痛。猪脑养髓补脑。

本方用于肾精亏虚、髓海不足之痴呆，症见记忆力、定向力、判断力明显减
退、精神呆钝、词不达意、头晕耳鸣、倦怠乏力、腰膝酸软、发脱齿松等。

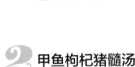 甲鱼枸杞猪髓汤

食材：甲鱼500克、猪脊髓250克、枸杞15克。

做法：除去甲壳、头爪及内脏的甲鱼洗净，
与枸杞、葱姜同放锅中，大火煮沸后
改用小火煮至甲鱼待熟时，下猪脊髓
及胡椒粉等调味料，煮沸食用。

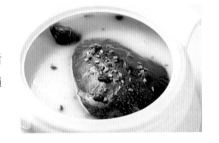

用法：每日分2次服，当菜佐餐，可常服。

功效：益精滋阴，清热益智。

猪脊髓甘平，补精髓，益肾阴。甲鱼甘凉，滋肝肾，清虚热，因其高蛋白、
低脂肪，而且含有多种维生素和微量元素，能够增强身体的抗病能力及调节
人体的内分泌功能，也是提高母乳质量、增强婴儿的免疫力及智力的滋补佳
品。枸杞甘平，填肾精，养肝血，聪耳目。本方用于肾精不足而偏于阴虚内
热之痴呆，伴见腰膝酸软、潮热盗汗、颧红心烦等。

3 银耳莲子炖肉

食材：猪肉200克、银耳5克、莲子10克、大枣10克。

做法：猪肉洗净切片，银耳泡开、去根蒂与杂质、洗净，大枣去核，一同放锅中，

加清水适量，大火煮沸后，改小火炖至猪肉熟透即成。

用法：每日分2次服，当菜佐餐，可常服。

功效：补脾益肾，养神益智。

银耳滋阴养液。莲子补脾止泻，益肾固精，养心安神。大枣补中益气，养血安神。本方用于脾肾两虚所致的痴呆，症见表情呆滞、沉默寡言、记忆减退、口齿含糊、词不达意、气短懒言、食少便溏、腰膝软弱、发脱齿摇等。

4 羊肉芡实山药粥

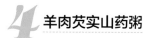

食材：羊肉200克、山药50克、芡实20克、粳米100克。

做法：羊肉切末，山药、芡实捣碎，与粳米同放锅内加水煲粥，熟后调味。

用法：每日分2次服。

功效：健脾益肾，补虚益智。

羊肉甘温，补虚益肾。芡实甘涩平，益肾固精，健脾止泻。山药甘平，益气养阴，补脾肺肾。粳米补益脾胃。上述食材相合，能起到补益脾肾的作用，本方亦用于脾肾不足引起的痴呆。

5 百合黄精饮

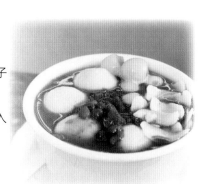

食材：鲜百合20克，制黄精、酸枣仁、柏子仁、大枣各10克，蜂蜜适量。

做法：百合、黄精、酸枣仁、柏子仁一同放入砂锅，水煎取汁，约400毫升，入大枣，小火再煎10分钟，加入蜂蜜拌匀即成。

用法：每日分2次服，可常服。

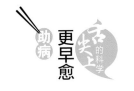

功效：滋补心肾，养阴益智。

酸枣仁味甘酸、性平，养心安神。黄精味甘、性平，补益脾肾，养阴润肺。柏子仁味甘、性平，养心安神。百合味甘、微寒，养阴润肺，清心安神。本方用于心肝肾阴虚所致的痴呆，症见沉默寡言、反应呆钝、消瘦颧红、五心发热等。

松子黄精粥

食材：松子仁、制黄精各20克，粳米100克。

做法：松子仁、黄精、粳米、清水1000毫升，大火煮开3分钟后，改小火煮30分钟即可。

用法：每日分2次服，可常服。

功效：滋阴益智，抗衰延老。

松子仁滋阴润燥，扶正补虚。黄精在古代本草中有久服轻身、延年益寿、补诸虚、驻容颜之说。二者可滋补强壮、健脑益智、延缓衰老，脑力劳动者经常服用能使思维敏捷、记忆力增强，是抗老防衰的有效食品。本方亦用于心肾阴虚所致的痴呆。

莴笋海蜇皮

食材：莴笋200克、海蜇皮100克。

做法：莴笋切细丝，海蜇皮切细条、并用凉开水浸泡2小时后捞出沥干、用盐腌15分钟，挤干水分后与莴笋丝一起拌匀调味即成。

用法：佐餐食用，1次服下。

功效：清心安神，化痰开窍。

莴笋味淡、性凉，清心安神。海蜇皮味咸、性平，清热解毒、软坚化痰、利水消肿。本方用于痰浊蒙窍所致的痴呆，症见表情痴呆、智力减退、忧郁寡欢、嬉笑无常、口多痰涎等。

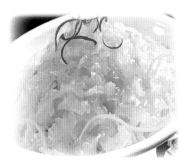

兔肉紫菜竹茹汤

食材：兔肉100克、竹茹20克、紫菜10克。

做法：兔肉切薄片，紫菜斯成小片，锅内放清水适量水沸后先下竹茹煮20分钟，捞出竹茹放入兔肉片，中火煮5分钟，调味起锅，倒入盛紫菜的瓷盆中，搅匀即成。

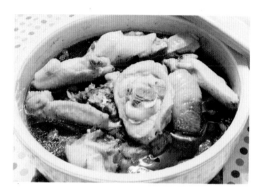

用法：每日分2次服，当菜佐餐，可常服。

功效：化痰开窍，抗衰防痴。

兔肉性凉、味甘，有"保健肉"、"荤中之素"、"美容肉"、"百味肉"之美名，含有人体不能合成的不饱和脂肪酸、特别是卵磷脂，常吃兔肉有利于防止老年痴呆症、也有利于儿童智力发育。竹茹味甘、性微寒，清热化痰。紫菜性凉、味甘咸，软坚散结，清热化痰，现代研究表明紫菜具有抗衰老的作用，被称为"维生素的宝库"。本方亦用于痰蒙心窍所致的痴呆。

 人参枣仁三七鸡汤

食材：人参10克、酸枣仁20克、三七10克、鸡500克。

做法：鸡洗净，与人参、三七、枣仁共入锅，加水适量大火炖30分钟后改小火炖1小时即可。

用法：每日分2次服，可常服。

功效：活血化瘀，醒神益智。

人参味甘、微温，大补元气，安神益智，现代研究表明人参能调节中枢神经系统兴奋过程和抑制过程的平衡，对学习记忆能力也有调节作用。酸枣仁味

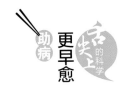

甘酸、性平，养心安神。三七味甘微苦、性温，补血和血，散瘀定痛。本方用于瘀血内阻所致的痴呆，症见表情迟钝、言语不利、行为古怪、思维异常、肌肤甲错、唇舌青紫等。

10 山楂蜂蜜粥

食材：山楂20克、粳米100克、蜂蜜适量。

做法：山楂洗净、切薄片备用，粳米入锅加水适量、煮至米半熟时，放入山楂继续煮，粥成用蜂蜜调味即可。

用法：早晚分服，可常服。

功效：活血化瘀，抗衰益智。

山楂微温、味酸甘，消食健胃，活血化瘀，现代研究表明山楂能防治动脉硬化、心血管疾病，改善心脏活力，降血压和胆固醇，软化血管，利尿和镇静，此外还能有效的防衰老、抗癌。本方同样用于瘀血阻滞所致的痴呆，尤能延缓衰老，提高记忆。

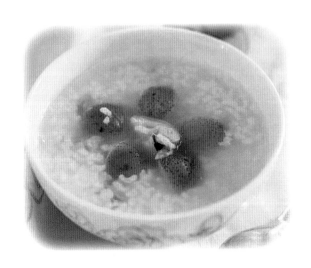

（1）痴呆患者由于记忆障碍、健忘等原因，造成饮食不足或过度；或因痴呆关系，不知饥饿，不主动进食或拒食，影响营养的摄入。所以在饮食上，日常饮食应保证足够、平衡的营养供应，定时定量。

（2）多吃植物性蛋白和含钙食物，适量补充维生素E和卵磷脂。多吃新鲜蔬菜、水果，减少铝、铜的摄入，少吃肥肉、盐和糖，以免酿生痰湿，加重病情。

（3）老年痴呆症患者应多吃富含锌、锰、硒类的食物，如海产品、贝类、鱼类、乳类、豆类、坚果类。

（4）日常饮食应选用易消化、易咀嚼、易吞咽的食物。

郁证

郁证，是由于情志不舒、气机郁滞所致，以心情抑郁、情绪不宁、胸部满闷、胁肋胀痛，或易怒易哭，或咽中如有异物梗阻等为主要临床表现的一类病症。郁字有积、滞、蕴结等含义，以此命名为"郁证"者，其临床表现极为复杂，广而言之，泛指由外感六淫、内伤七情引起的脏腑功能不和，从而导致多种病理产物的滞塞和郁结之证。郁证的治疗，总以宣通郁结为大法，但应辨别受病的脏腑及气、血、火、湿、食、痰郁的不同，并注意六郁相兼的情况，辨证用膳。

郁证，主要见于西医学的神经衰弱、癔症、焦虑症、更年期综合征及反应性精神病等，多由于社会、生理、心理等多方面因素影响下，致使高级神经活动紊乱，引起神经调节等功能障碍的一类精神性疾病和功能性疾病，临床检查多无异常发现。

» 小麦、麦芽、葱、薤头、苦瓜、白萝卜、橘皮、橘络、桂圆、苹果、荸荠、猕猴桃、西瓜、山楂、红酒等。

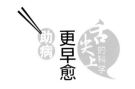

[常用食方]

1 合欢茶

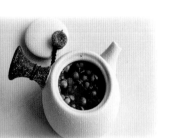

食材：合欢花10克、白糖适量。

做法：清水洗净合欢花，开水浸泡10分钟，加入白糖。

用法：代茶饮用，每日1剂。

功效：疏肝理气，解郁安神。

合欢花性平、味甘，疏肝理气、解郁安神。本方适用于肝气郁结之情志不舒、胸胁胀痛、胸闷嗳气、不思饮食、睡卧不宁等症。

2 丹参佛手汤

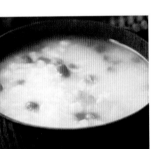

食材：佛手片10克、丹参10克、冰糖适量。

做法：佛手、丹参捣碎，和粳米一同煮粥，待粥将熟时加入冰糖，再煮一二沸。

用法：每日分3次服，连服3周。

功效：疏肝解郁，行气活血。

丹参偏寒、味苦，养神定志，通利血脉。佛手味辛苦、性温，疏肝解郁，理气化痰。本方适用于肝郁气滞兼有血瘀、痰滞，症见精神抑郁、常喜叹气、胸胁胀痛或有刺痛，胀闷痰多等。

3 决明子菊花粥

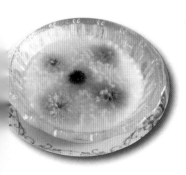

食材：决明子、菊花各10克，粳米100克，冰糖适量。

做法：决明子和菊花煎汁，再用汁煮粥，冰糖调味。

用法：每天分2次服，连服3～5天。

功效：理气解郁，清肝泻火。

决明子性微寒、味苦甘，清肝明目，缓下通便。菊花味辛甘苦、性微寒，疏风泄热，清肝明目。本方适用于肝郁气滞化火者，症见急躁易怒、口干而苦、头目胀痛、眼睛红肿、耳鸣如钟、大便干结等，亦用于高血压、高脂血症以及习惯性便秘等。

4 苦瓜肉丝

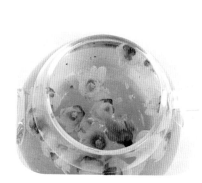

食材：苦瓜300克、猪瘦肉150克、调味料适量。

做法：苦瓜切丝，加清水，急火烧沸，去汤出苦味；瘦肉洗净，切片，油煸后入苦瓜丝同炒熟，调味即可。

用法：每日分2次，当菜佐餐，连食3天。

功效：理气解郁，清肝泻火。

苦瓜性寒、味苦，清肝泻火，解暑明目，现代药理研究显示苦瓜具有良好的降血糖、抗病毒和防癌功效。本方同样用于气郁化火之郁证。

5 梅花茶

食材：绿萼梅6克、陈皮丝6克、白糖适量。

做法：绿萼梅清水洗净，与陈皮一道开水浸泡10分钟，加入白糖。

用法：代茶饮用，每日1剂。

功效：行气解郁，化瘀散结。

绿萼梅性寒、味甘辛。舒肝和胃，生津除烦。陈皮性温、味辛苦，行气调中，燥湿化痰。本方用于痰气郁结之郁证，症见抑郁寡欢、胸部闷塞、脘胁痞胀、咽觉有痰、吞之不下、咯之不出等。

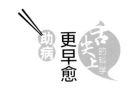

6 橘络茉莉饮

食材： 橘络10克、茉莉花10克、生麦芽30克。

做法： 三药装入纱布袋内，入锅后加适量清水，熬开后再熬10分钟即可。

用法： 代茶饮用，每日1剂。

功效： 理气开郁，和中化痰。

橘络性平、味苦甘，行气通络、和中化痰。

茉莉花性温、味辛甘，理气解郁，辟秽和中。

生麦芽性微温、味甘，理气和中，消食下气。

本方亦用于痰气郁结之郁证，尤其脘胁痞胀、恶心干呕、食少不香等。

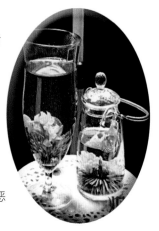

7 甘麦大枣粥

食材： 小麦100克、大枣20克、甘草10克、粳米50克。

做法： 小麦洗净后加水煮熟，捞去小麦，再入粳米、大枣、甘草同煮粥。

用法： 早晚分食，连服半月。

功效： 益气养血，养心安神。

小麦养心安神。甘草、大枣甘润补中缓急，益气养血，补益心脾，宁心安神。本方用于气血不足、心神失养之郁证，症见面唇淡白、倦怠乏力、精神恍惚、心神不宁、失眠多梦等。

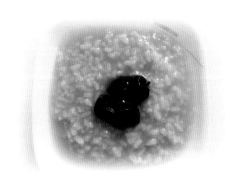

8 炒枸杞芽

食材：鲜枸杞芽250克，菜油、盐适量。

做法：枸杞芽洗净后沥干，菜油烧热，加入枸杞芽炒香，出锅前加入盐调味。

用法：每日分2次服，当菜佐餐，连食3天。

功效：养血补心，解郁安神。

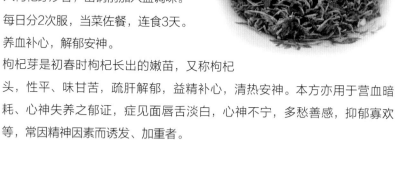

枸杞芽是初春时枸杞长出的嫩苗，又称枸杞头，性平、味甘苦，疏肝解郁，益精补心，清热安神。本方亦用于营血暗耗、心神失养之郁证，症见面唇舌淡白，心神不宁，多愁善感，抑郁寡欢等，常因精神因素而诱发、加重者。

9 桂圆莲子粥

食材：桂圆肉、莲子、酸枣仁各5克，粳米30克，冰糖适量。

做法：莲子、酸枣仁捣碎，和桂圆肉、粳米共煮成粥，加入冰糖即可。

用法：临睡前服食，连服1周。

功效：益气补血，健脾养心。

桂圆肉性温、味甘，补益心脾，养血安神。莲子性平、味甘涩，养心安神，益肾固精。酸枣仁性平、味甘，养心安神。三者熬粥，益气养血、补益心脾，本方适用于气血两虚所致的郁证，症见多思善疑、心悸胆怯、失眠健忘、面唇淡白、体倦乏力等。

10 红枣猪心汤

食材：猪心1个、大枣20克，生姜、草果粉、盐各少许。

做法：猪心洗净后切成小块，与生姜、红枣加水适量，入锅后大火煮沸，小火煲2小

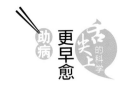
时，加草果粉、食盐调味，去渣饮汤。

用法：每日分2次，当菜佐餐，连服3天。

功效：益气补血，健脾养心。

猪心性平、味甘咸，养心安神，解郁定惊。大枣性温、味甘，养血安神、健脾补气。本方亦适用于气血亏虚，心神失养之郁证。

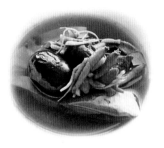

11 柏子仁粥

食材：柏子仁20克、天门冬10克、粳米100克、蜂蜜适量。

做法：柏子仁去皮、壳，稍捣烂，同天冬、粳米煮粥，待粥成时兑入蜂蜜，稍煮一二沸即可。

用法：分早晚服，连服半月。

功效：滋阴清热，宁心安神。

柏子仁性平、味甘，养心安神、润肠通便。天门冬性寒、味甘苦，养阴生津、滋肾降火、润肺清心。本方适合于心肾阴虚所致的郁证，症见心绪不宁、心悸健忘、失眠多梦、腰膝酸痛、五心烦热、潮热盗汗、遗精早泄、咽干颧红等。

> 食疗备要

（1）郁证患者不宜进食肥美油腻食物，如肥肉、油煎及油炸食物，生病期间饮食也不宜过多。因为油腻、饮食过多，易助生痰湿，气机被困，郁病不易治愈。

（2）避免情志过激，注意情志调摄，合理安排脑力活动，适当加强体育锻炼，树立正确的人生观是预防、治疗郁证的关键。

（3）郁证与精神因素关系密切，单纯依靠药物治疗难以取得满意的疗效。所以在适当药物治疗和食物调养的前提下，保持乐观的情绪更利于疾病的治疗。

十一　水肿

水肿，是指体内水液潴留，泛滥肌肤，所引起眼睑、头面、四肢、腰背甚至全身浮肿，严重时还可伴有胸水、腹水。其病因病机主要为外邪侵袭、饮食起居失常或劳倦内伤，从而导致肺失肃降、脾失转输、肾失开合、终至水液停聚，泛滥肌肤，发生水肿。

水肿是多种疾病的一个体征，常见于西医学中肾性水肿、心性水肿、肝性水肿、营养不良性水肿、功能性水肿、内分泌失调所引起的水肿等过程中。

常用食材

» 赤小豆、玉米须、黄豆芽、冬瓜、冬瓜皮、白萝卜、丝瓜、生姜皮、橘子皮、香菇、西瓜、西瓜皮、荸荠、鲫鱼、黄鳝等。

常用食方

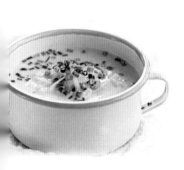

1 葱姜粥

食材：粳米100克、姜片5克、葱白10克、食盐少许。
做法：粳米煮粥如常法，待熟加入葱白、姜、食盐，再煮5分钟。
用法：每日分2次，趁热服，食后蒙被取汗，避风。
功效：祛风散寒，发汗消肿。
　　　　姜及葱白辛温发汗，热粥以助药力，汗出邪散则肿消。本方用于风寒束肺所引起的水肿，症见恶风怕冷、形寒肢凉、头项强痛、面睑水肿、卧起尤甚或鼻塞清涕、咯痰清白等。

2 素炒芥菜

食材：芥菜200克、姜葱适量。

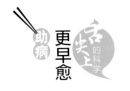

做法： 食油少许，芥菜炒熟，放入姜丝、葱末、盐即可。

用法： 佐餐食用，一次服用。

功效： 宣肺解表，利尿消肿。

芥菜、姜味辛性温，宣肺解表利尿。本方亦用于风寒束肺之水肿。

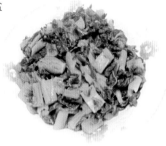

3 绿豆粳米粥

食材： 绿豆50克、粳米100克、金银花15克。

做法： 绿豆煮烂，加入粳米如常法煮粥，最后加入金银花煮3～5分钟。

用法： 每日早晚，温热分服用。

功效： 清热利湿，健脾消肿。

银花、绿豆性味甘寒，清热解毒，利尿消肿。粳米健脾养胃。本方用于中焦湿热所致的水肿，症见身形浮肿、身热口干、恶心干呕、小便黄少等。

4 葱白灯心丝瓜汤

食材： 葱白10克、灯心草10克、鲜丝瓜150克。

做法： 以上三味，加入适量调料，煮汤。

用法： 挑出灯心草，食菜饮汤，1次服用。

功效： 清热解毒，利水消肿。

葱白性味辛温，行气利尿。灯心草性味甘凉，清热解毒，利尿消肿。丝瓜性凉

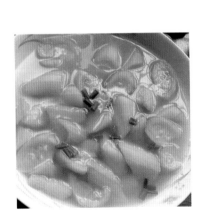

味淡，清热利尿，通经解毒。本方亦用于湿热之水肿。

 5 薏仁香葱粥

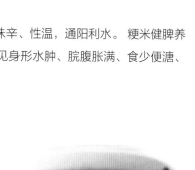

食材： 薏仁粉50克、陈粳米100克、香葱10克。

做法： 薏仁、粳米加水如常法煮粥，粥熟后加入香葱。

用法： 每日早晚，温热分服，1周为1个疗程。

功效： 健脾运湿，利水消肿。

薏仁性微凉、味甘淡，健脾除湿。香葱味辛、性温，通阳利水。粳米健脾养胃。本方用于水湿困脾所致的水肿，症见身形水肿、脘腹胀满、食少便溏、恶心干呕、身体困重等。

 6 赤豆山药粥

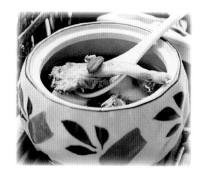

食材： 赤小豆50克、山药30克、粳米50克、冰糖少许。

做法： 赤小豆、山药先煮烂，加入粳米、冰糖，如常法煮粥。

用法： 每日分早晚温服。

功效： 健脾利湿，利水消肿。

赤小豆、山药均味甘、性平，健脾利湿，利尿消肿。本方亦用于水湿困脾所致的水肿。

 7 黄芪蒸鹌鹑

食材： 黄芪20克、鹌鹑两只、葱姜及配料少许。

做法： 鹌鹑杀后、去毛、内脏和爪洗净，入沸水中余1分钟，腹中塞入黄芪，放入蒸碗，

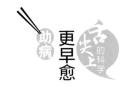
加入少量清汤及配料，放入蒸笼蒸熟。

用法： 分两次佐餐食用，隔日1份。

功效： 益气健脾，利水消肿。

黄芪、鹌鹑均味甘、性微温，益气补脾，利水消肿。本方用于脾气虚弱所致的水肿，症见身形水肿、按之凹陷、使濡尿少、声低懒言、体倦乏力等。

8 鲫鱼汤

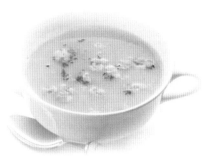

食材： 鲜鲫鱼500克、黄豆芽100克、葱姜少许。

做法： 先用水煎煮鲫鱼、黄豆芽，待熟后加入葱姜等即可。

用法： 佐餐辅食，每日1次，连服3天。

功效： 益气健脾，利水消肿。

鲫鱼味甘、性平，益气健脾，利尿消肿。黄豆芽味甘、性凉，利湿消肿。本方亦用于脾气虚弱所致的水肿，或偏有热者。

9 菟丝子茯苓粥

食材： 菟丝子10克、茯苓30克、粳米100克。

做法： 以上三味加水如常法煮粥。

用法： 每日分早晚温热服食。

功效： 健脾益肾，利水消肿。

菟丝子性平、味辛甘，补肾益精。茯苓性平、味甘淡，健脾利水。本方用于脾肾不足所致的水肿，症见身形水肿、按之凹陷、食少便溏、腰膝酸软、倦怠乏力等。

10 桂枝炖狗肉

食材：桂枝20克、狗肉500克、葱姜少许。

做法：桂枝与狗肉同炖，熟后加入葱姜等调料。

用法：食肉喝汤，分2次佐餐。

功效：温阳补肾，化气行水。

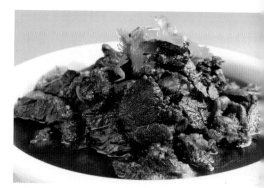

狗肉味咸、性温，桂枝味辛甘、性温，二者具有温肾通阳、化气行水之效。本方用于肾阳不足所致的水肿，症见身形水肿、按之凹陷、小便短少、倦怠乏力、形寒肢冷、腰膝酸软等。

食疗备要

（1）在饮食上不要暴饮暴食，要做到少食盐，忌口味重的食物，水肿厉害时尽量少喝水。

（2）保证正常的休息，早睡早起，适当的运动。

十二 淋证

淋证，是指因饮食劳倦、湿热入侵等所致的膀胱气化失司为主要病机，以小便频急、点滴不尽、尿道涩痛、小腹拘急、痛引腰腹为主要临床表现的一类病证。中医又分为热淋、石淋、血淋、气淋、膏淋、劳淋。

淋证可见于西医学的急性尿路感染、肾盂肾炎、泌尿系结石、肾结核、膀胱癌、乳糜尿等疾病过程中。

常用食材

» 绿豆、赤小豆、玉米须、冬瓜、冬瓜皮、冬瓜瓤、藕、空心菜、冬苋菜、西瓜、葡萄、杨桃、猕猴桃、荸荠等。

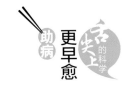

金银花车前饮

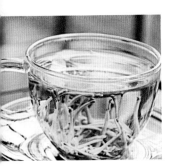

食材： 金银花20克、鲜车前草20克、绿茶10克。

做法： 金银花、车前草分别切碎，同放入砂锅，加水适量浸泡片刻后浓煎2次，每次30分钟，然后合并两次煎液，用洁净纱布过滤取汁，回入砂锅，用小火浓缩至200毫升，倒入装有绿茶的杯中。

用法： 每日分2次，温服。

功效： 清热除湿，利尿通淋。

车前子甘寒，主治小便不通、淋浊、带下、尿血，现代药理表明具有利尿、抗菌、预防肾结石形成等的作用。金银花甘寒，清热解毒，亦具有广谱抗菌消炎作用。本方用于湿热所致的热淋，症见尿频尿急、色黄热痛、排尿不畅、小腹胀痛、口干不饮等。

葵菜羹

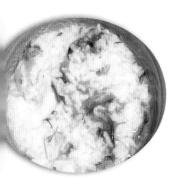

食材： 葵菜100克，青粱米50克，葱白10克，生姜、花椒、食盐适量。

做法： 葵菜、青粱米、葱白煮熟做菜，加入生姜、花椒、食盐调味。

用法： 空腹服用，每天1次。

功效： 扶正利湿，清热通淋。

葵菜俗称冬苋菜，味甘淡、性凉，利窍通淋，清热解毒，善治五淋。高粱米色青者即是青粱米，以其青黑者性凉，补脾胃，养五脏，利小便，如无青粱米可用其他色小米代替。葱白辛温，通表里之阳，又可发汗，提壶揭盖，使上窍通而小便得利。本方清热利湿而不损正气，亦用于热淋的食疗。

3 金钱草粥

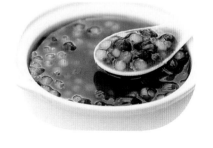

食材：金钱草50克、赤小豆30克、粳米50克。

做法：金钱草水煎取液600毫升，加赤小豆、粳米煮粥。

用法：分1、2次，空腹食用。

功效：清热利湿，通淋排石。

金钱草性平、味咸，清热利湿，通淋排石。赤小豆性平、味甘，利水消肿。本方用于湿热所致的石淋，症见小便混浊、含有砂石，或排尿中断、腰部、尿道绞痛难忍，或有血尿等。

4 青豆汤

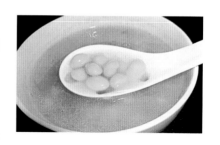

食材：青豆100克、橘皮15克 。

做法：青豆与橘皮同放入锅内，加水煮熟便成，食盐调味。

用法：空腹服用青豆和汤，1次服用。

功效：行气消滞，利尿通淋。

青豆俗称豌豆，性凉、味淡，利小便，除胀满，富含不饱和脂肪酸和大豆磷脂，营养丰富。陈皮辛温，理气，化痰，健脾。 本方用于气机不畅所致的气淋，症见小腹胀满明显、排尿不爽、涩滞不畅、尿后点滴不尽等。

5 陈皮饮

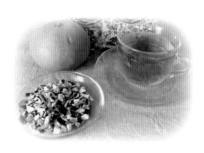

食材：陈皮120克，乌药、炒枳壳、冬葵子各50克，茶叶适量。

做法：以上食材研为粗末，过筛后小袋分装，每袋9克，泡水当茶饮。

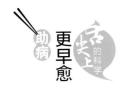

用法：每日2次，每次1袋。

功效：疏肝理气，利水通淋。

陈皮、乌药、炒枳壳疏肝理气，冬葵子利水通淋，通畅气机。本方也用于气淋。

 葡萄浆

食材：葡萄汁、藕汁各100毫升，蜂蜜15毫升。

做法：将葡萄汁、藕汁、蜂蜜放入锅中，煮沸停火。

用法：每次50毫升，饭后温服，可长期服用。

功效：清热凉血，通淋止血。

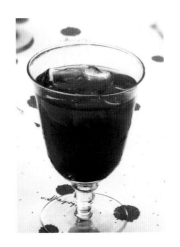

葡萄甘凉，利小便，治热淋，尤其小便涩少、磅痛沥血。藕汁淡凉，消瘀，利小便。本方用于火热、湿热所致的血淋，症见小便频急、热涩刺痛、尿中带血等。

 荠菜茅根饮

食材：荠菜、鲜白茅根各100克。

做法：水煎取汁300毫升。

用法：每次150毫升，代茶饮，每日2次，连续2～3周。

功效：清热凉血，通淋止血。

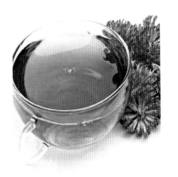

荠菜味甘淡、性凉，利水通淋。白茅根味甘、性寒，凉血止血，清热利尿，现代药理表明它具有利尿、抗菌作用。本方亦用于火热、湿热所致的血淋。

8 萆薢小麦粥

食材：萆薢10克、小麦100克。

做法：萆薢与小麦同入锅，加水煮至小麦熟烂，去渣留汤。

用法：每日2次，早晚分服。

功效：益气固肾，分清通淋。

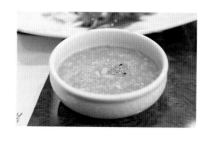

萆薢性微寒、味苦，擅长利湿，分清泄浊。小麦甘温，益肾宁心，利小便。本方用于肾气不足所致的膏淋，症见腰膝酸软、形体消瘦、小便无力、尿质混浊色白、如膏如脂者。

9 空心菜汁

食材：鲜空心菜300克。

做法：鲜空心菜洗净捣汁，加蜂蜜适量调匀。

用法：分早晚空腹服用。

功效：清热凉血，利湿分清。

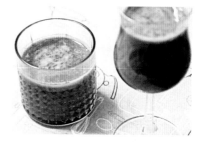

空心菜性凉味淡，清热凉血，利湿解毒。本方用于湿热所致的血淋、膏淋，症见小便频急、灼热刺痛，或尿中带血，或混浊如米泔水等。

10 山药粉

食材：怀山药100克、白茯苓100克。

做法：打成粉末。

用法：每次服6克，温开水冲服，每日2、3次。

功效：健脾益胃，益气止淋。

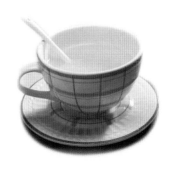

怀山药甘平，补脾胃，益肺肾。茯苓甘淡平，健脾宁心，利水渗湿。本方用于脾胃气弱所致的劳淋，症见小便淋漓不尽、排尿不尽、劳后即发或加重、神疲乏力、腰膝酸软、食少便溏等。

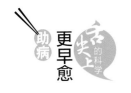

淋证的食疗
备要

（1）适当锻炼活动，增强体质，有利于康复。

（2）适当增加饮水量，促进排泄，配合食疗可增加疗效。

十三　阳痿

　　阳痿，是指男性虽有性欲要求，阴茎却不能勃起或勃起不坚，或虽能勃起也有一定的硬度，但不能保持性交的足够时间等，无法进行正常性生活的病症。中医学认为引起阳痿，外部原因有突受惊恐刺激，或外邪入侵等；内伤原因多由于先天禀赋不足，或后天于思虑忧郁、劳伤心脾、饮食不节等。

　　阳痿在西医学可见于心理性勃起功能障碍、神经性勃起功能障碍、动脉性勃起功能障碍、静脉性勃起功能障碍等。除常规检查尿常规、前列腺液、血脂外，还可做夜间阴茎勃起试验，以鉴别精神性与器质性疾病。如果属于器质性阳痿，应检查血糖、睾酮、促性腺激素等，以排除内分泌疾病；还应进行多普勒阴茎动脉超声检查、阴茎脉搏容量测定、阴茎血流量测定等，确定有无阴茎血流障碍。排除器质性疾病后，可进行精神心理测试、脑电图以了解是否属于精神性疾病。

常用食材　» 韭菜、韭菜籽、虾、麻雀肉、牛鞭、羊肾、鸽蛋、鹌鹑蛋、鱼鳔、莲米、核桃等。

常用食方　 **羊肾杜仲汤**

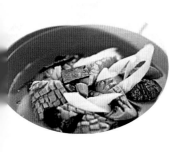

食材：羊肾1个，杜仲20克，葱、姜、草果、盐各适量。

做法：羊肾洗净，去掉臊腺，切碎；杜仲用纱布包扎，与羊肾同放砂锅内，加水适量及葱、姜、草果，炖至熟透后加入盐、香油调味。

用法：每日分2次，空腹服，连服2周。

功效：壮阳补火，补肾除痿。

　　羊肾味甘、性温，补肾气，益精髓。杜仲性温、味甘，补肝肾、壮腰膝、强筋骨。本方用于命门火衰之阳痿不举、精薄清冷、阴囊冷缩潮湿、夜尿频多清长、精神萎靡、形寒肢冷、腰膝冷痛等。

2 麻雀山药粥

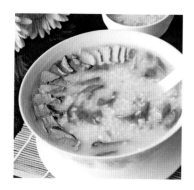

食材： 麻雀5只，鲜山药、粳米各100克，盐、胡椒、生姜、大枣各少许。

做法： 山药洗净，切片；麻雀宰杀去毛肠杂洗净，与山药、粳米、胡椒、生姜、大枣等共入锅加水，用大火煮沸后改小火慢炖，熟后加入盐即成。

用法： 每日分3次服，食肉喝粥，连服1个月。

功效： 壮阳补火，补肾固精。

麻雀肉性温、味甘咸，补益精髓，补肾壮阳，收缩小便，麻雀肉与固肾益精、健脾补脾之山药同用，先后天同补，本方亦用于命门火衰之阳痿、早泄者。

3 当归生姜羊肉汤

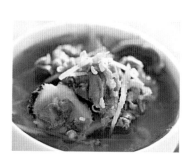

食材： 新鲜羊肉250克、当归40克、生姜30克。

做法： 羊肉同当归、生姜同煮，用大火煮沸后改小火慢炖，熟后加入适量食盐即成。

用法： 食肉喝汤，每日分3次服，连服1周。

功效： 益气生血，养心健脾。

羊肉甘热，补元阳，益血气。当归、生姜补血温中散寒。本方用于心脾两虚之阳痿，症见阳痿不举、神疲倦怠、心悸健忘、眠差梦多、食少便溏、面色萎黄等。

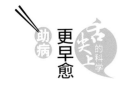

4 枣杞茶饮

食材：酸枣仁、枸杞子各20克，冰糖3克。

做法：酸枣仁捣碎，与枸杞子装入纱布袋内，扎口入锅加适量水，熬开后再熬20分钟，加入冰糖。

用法：代茶饮，每日1剂。

功效：生血益气，宁心补肾。

酸枣仁养心益肝，安神敛汗，与益精血、补肝肾之枸杞子同用，作用益强。本方适用于心脾两虚之阳痿。

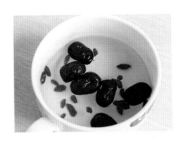

5 佛手鸡蛋羹

食材：佛手（打粉）10克、鸡蛋2个、食盐适量。

做法：鸡蛋打入碗内，加入佛手粉、食盐，调匀后放入蒸笼里煎15分钟。

用法：每日1次，连用半月。

功效：疏肝解郁，益精鼓阳。

佛手疏肝理气，和胃止痛，与鸡蛋合用，能散郁结、补精气、鼓阳道，本方治疗肝气郁结所致阳痿，症见阳痿不举、情绪抑郁或烦躁易怒、胸胁胀闷胀痛，病前有情志不舒的情况发生等。

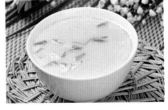

6 怡然饮

食材：芍药花、牡丹花、合欢花各15克，冰糖3克。

做法：三花取其花瓣，装入纱布袋内，扎口入锅加适量水，熬开后再熬5分钟，加入冰糖。

用法：代茶饮，每日1剂。

功效：疏肝解郁，行气活血。

芍药花、牡丹花、合欢花均能疏肝解郁、理

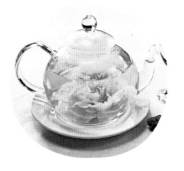

气养血，现代药理研究显示芍药花、牡丹花、合欢花均有镇痛、降温、抗惊厥、调节睡眠、解痉、保肝等作用。本方亦用于肝郁气滞、血行不畅之阳痿。

7 熟地山药粥

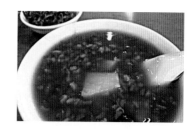

食材： 熟地黄20克，山药、小茴香、茯神木各30克，粳米100克，红糖适量。

做法： 先将熟地、山药、茴香、茯苓煎取汁，再与粳米煮成稀粥，调入红糖。

用法： 每日分2次服，连服2周。

功效： 养心益肾，安神定志。

熟地滋阴补血，山药健脾宜肾，小茴香理气温养下焦，茯神木安神定悸。本方适用于惊恐伤肾所致的阳痿，症见阳事不举或举而不坚、心悸易惊、胆怯多疑、夜寐不安、噩梦多多、病前有受惊的情况发生等。

8 龙藜茶饮

食材： 生龙骨50克、刺蒺藜20克、冰糖3克。

做法： 二药装入纱布袋内，扎口入锅加适量水，熬开后再熬30分钟，加入冰糖。

用法： 代茶饮，每日1剂，可分数次。

功效： 镇心安神，固摄消滞。

生龙骨镇心安神，收敛固涩。刺蒺藜疏肝解郁，通阳去滞。本方一镇一疏，亦适用于惊恐伤肾之阳痿早泄、遗精、滑精等。

9 金苓粥

食材： 金钱草、茯苓各40克，薏苡仁、粳米各60克。

做法： 金钱草装入纱布袋内，扎口入锅加适量水，熬开后再熬20分钟后将金钱草捞

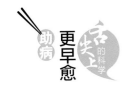

出，放入茯苓、薏苡仁、粳米，大火煮沸后改小火慢炖30分钟。

用法：每日分3次服，连服2周。

功效：清热除湿，解毒利尿。

金钱草清热利尿、解毒消肿，茯苓健脾利湿，薏苡仁利水渗湿、健脾止泻，粳米健脾安中。本方适用于湿热下注所致的阳痿，症见阴茎萎软、阴中潮湿瘙痒、肢体困重、小便黄少等。

10 车前草茶饮

食材：鲜车前草30克、生甘草梢10克。

做法：鲜车钱草、生甘草梢装入纱布袋内，入锅后加适量水，熬开后再熬20分钟即可。

用法：每日1剂，代茶饮，或分3次服。

功效：清热除湿，利尿解毒。

车前草甘寒，清热利尿，凉血解毒，主治湿热蕴结下焦之小便不利、淋浊带下。生甘草梢甘平，清热解毒，善治阴茎中痛。本方亦用于湿热下注之阳痿。

[食疗备要]

（1）某些治疗阳痿单品，如鹿茸、牛鞭、狗肾等，除应辨证无误、对证使用外，还应从小量开始，缓缓增加，不宜骤然大量食用，以免阳升风动、助火动血，导致头晕目赤、鼻衄、齿衄。

（2）阳痿患者除药物、食疗外，精神调养十分重要，平日应注意保持心情舒畅，避免烦恼焦虑，加强体育锻炼。

十四　消渴

消渴，是中医学的病名，又称消瘅、肺消、消中等，是指以多饮、多尿、多食及消瘦、疲乏、尿甜为主要特征的综合病证，一般又分为上消、中消、下消。其基本病机为阴津亏耗、燥热偏盛。凡饮食不节、过食肥甘、情志失调，或劳欲过度等，均可引发该病。

消渴与西医学的糖尿病颇相类似，临床可通过血糖、尿糖、胰岛素等检查、以资诊断。

常用食材 » 苦瓜、白萝卜、荔枝核、藕、莲子、莲心、玉米须、猪胰、猪肚等。

常用食方 **天花粉粥**

食材： 天花粉30克、粳米100克。

做法： 先煎天花粉，去渣，取汁，再入米煮作粥。

用法： 每日分2次服。

功效： 清肺泄热，生津止渴。

天花粉味苦微甘、性寒，清肺，止渴，生津。粳米生津养胃。本方适于肺热津伤的上消，症见烦渴多饮、口干舌燥、多饮多尿或有干咳等。

2 地骨皮粥

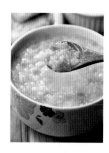

食材： 地骨皮30克，桑白皮、麦冬各15克，面粉100克。

做法： 先煎3味药，去渣，取汁，与面粉共煮为稀粥。

用法： 渴即食之，不拘时。

功效： 清肺泄热，生津止渴。

地骨皮味甘淡、性寒，清肺泄热，凉血退蒸。桑白皮甘寒，泻肺热，平喘咳。麦冬味甘苦、性寒，养阴清热，润肺滋肾。本方更适用于肺热炽盛津伤的上消。

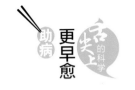
3 玉竹粥

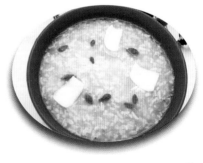

食材：玉竹20克（鲜品用40克）、粳米100克。

做法：玉竹洗净，去掉根须，切碎煎取浓汁后去渣，入粳米，加水适量煮为稀粥。

用法：每日分2次服，5~7天为1个疗程。

功效：养阴生津，益胃止渴。

玉竹味甘、性微寒，养阴益胃，生津止渴。粳米生津益胃。本方适用于胃热津亏的中消，症见多食易饥、身体特瘦、口干舌燥、大便干结等。

4 山药炖猪肚

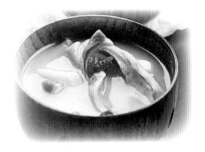

食材：猪肚一具、山药30克。

做法：将猪肚煮熟，再入山药同炖至烂，食盐调味。

用法：空腹食用，每日分2次服。

功效：益气生津，补养脾胃。

山药甘平，补益脾胃。猪肚甘平，益气养胃。本方用于气阴两虚的中消，症见多食易饥、尿频量多、口干身瘦、大便干结、体倦乏力、不耐疲劳等。

5 猪脊羹

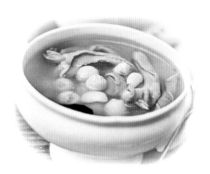

食材：猪脊骨500克、莲子（去心）30克、木香3克、生甘草10克。

做法：猪脊骨洗净剁碎，木香、甘草纱布包扎，与莲子同放锅中，加水适量，小火炖煮4小时。

用法：喝汤吃肉，每日分2次服。

功效：滋阴益精，益肾固肾。

莲子味甘涩、性平,益肾固精。猪脊骨甘平,补阴益髓。木香味辛苦、性温,理气行气。生甘草味甘、性平,益气补中,清热解毒。本方适用于肾阴精亏的下消,症见尿频量多、浊如脂膏、口干欲饮、形体消瘦、腰膝酸软、头晕耳鸣等。

6 枸杞子粥

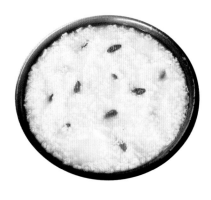

食材:枸杞子20克、粳米50克。

做法:食材放入砂锅内,加水500毫升,煮至粳米开花、汤稠时,停火焖5分钟即成。

用法:每日分早晚温服,可长期服用。

功效:滋阴养精,止消明目。

枸杞甘平,养阴补血,益精明目。粳米生津益胃。本方亦用肾阴精亏的下消,尤伴见头晕目眩、视力减退、遗精等。

7 灵芝茯苓煲龟汤

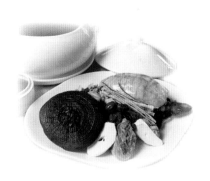

食材:乌龟1000克,灵芝、枸杞各50克,茯苓、黄芪各100克,生姜10克。

做法:灵芝、茯苓洗净、浸泡片刻。龟置盆中淋入热水,使其排清尿,洗净,宰杀去头、爪和内脏,连龟甲同用。先把灵芝、茯苓放进瓦煲内,加入清水3000毫升煎熬1个小时,然后放入龟和黄芪、枸杞、生姜再熬2个半小时后,加入盐、油即可。

用法:喝汤食肉,分3次服,可常服。

功效:益气养血,滋阴壮阳。

灵芝味甘微苦、性微温,益气血,养五脏,五脏虚弱者均可服之。茯苓味甘淡、性平,健脾补中,利水渗湿。乌龟味甘咸、性凉,滋阴潜阳,益肾健

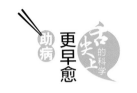

骨。茯苓配乌龟，一清一补；加上黄芪益气、枸杞养血，更加强阴阳双补之功效。本方适用于阴阳两虚型之消渴，症见多饮多尿、甚则饮一溲一、尿浊如脂、声低气短、畏寒肢冷、面色萎黄或黧黑、耳轮干枯、口干舌燥、形体消瘦、腰膝酸软等。

[食疗备要]

（1）凡消渴患者不宜吃各种糖、蜜饯、水果罐头、汽水、果汁、果酱、冰淇淋、甜饼干、甜面包及糖制糕点等，因为这些食品含糖很高，食用易出现高血糖。

（2）凡消渴患者不宜吃含高胆固醇的食物及动物脂肪，如动物的脑、肝、心、肺、腰、蛋黄、肥肉、黄油、猪牛羊油等，这些食物易使血脂升高，易发生动脉粥样硬化。

（3）凡消渴患者不宜饮酒，酒精能使血糖发生波动，空腹大量饮酒时，可发生严重的低血糖，而且醉酒往往能掩盖低血糖的表现，不易发现，非常危险。

十五 内伤发热

内伤发热，是指以内伤为病因，脏腑功能失调，气、血、阴、阳失去平衡为基本病机，以发热为主要临床表现的病症。一般起病较缓，病程较长，热势轻重不一，但以低热为多，或者自觉发热而体温并不升高。引起内伤发热的病因主要是久病体虚、饮食劳倦、情志失调及外伤出血等。凡是不因感受外邪所导致的发热，均属于内伤发热的范畴。

内伤发热常见于西医学中的功能性低热、肿瘤、血液病、结缔组织疾病、内分泌疾病及部分慢性感染性疾病过程中，以及某些原因不明的发热而具有内伤发热的临床表现。

[常用食材]

» 绿豆、苦瓜、丝瓜、冬瓜、黄瓜、芹菜、空心菜、藕、西红柿、西瓜、梨、猕猴桃、荸荠、香蕉、鱼腥草等。

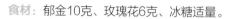

1 金玫饮

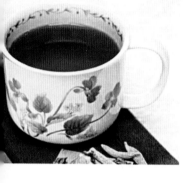

食材：郁金10克、玫瑰花6克、冰糖适量。

做法：郁金加水煎汤,后入玫瑰花，煮开即可，冰糖调味。

用法：每日1份，代茶饮，可经常饮用。

功效：疏肝解郁，化瘀泄热。

玫瑰花味甘微苦、性平，疏肝理郁气，活血行血，健脾降火。郁金味辛苦、性寒，行气解郁，化瘀止血，凉血清心。冰糖甘凉。本方既可用于肝郁发热，症见自觉身热或寒热交替、胸胁胀痛或灼热疼痛、口干口苦、情绪抑郁等；也可用于血瘀发热，症见自觉身热、下午夜晚明显、口干不饮、唇舌紫暗或有某处的刺痛等。

2 菊花粥

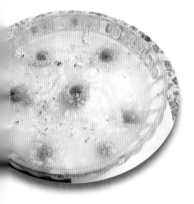

食材：粳米100克、菊花10克、冰糖适量。

做法：先将大米煮粥，待米熟时，加入菊花、冰糖，再煮10分钟。

用法：每日1份，分2次服。

功效：疏散风热，疏肝泄热。

菊花味辛甘苦、性微寒，善于疏风、解热、平肝。粳米甘平，健脾益气。冰糖甘凉。本方既可用于肝郁发热；也可用于风热外感之发热，症见身体发热、微恶风寒、口干微渴、前额胀痛、咽喉干痒或痛或鼻流浊涕等。

3 桃仁粥

食材：粳米50克、桃仁10克、冰糖适量。

做法：桃仁去皮打碎，加粳米煮成粥，冰糖调味。

用法：每日1份。

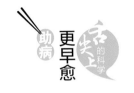
功效：化瘀泄热，润肠通便。

桃仁味苦、性平，活血祛瘀，润肠通便；粳米味甘性平，补中益气；二者与性味甘平的冰糖相配，泻中有补，以免损伤正气。本方既可用于血瘀发热；也可用于肠燥便秘，症见大便多日不解、排便艰难等。

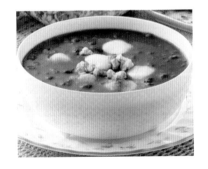

4 山楂汤

食材：山楂30克、冰糖适量。

做法：山楂冲洗干净，去核切片，加清水煮约20分钟，冰糖调味。

用法：每日1份，代茶饮。

功效：化瘀泄热，消食化积。

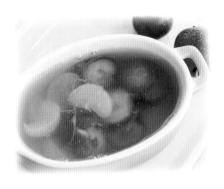

山楂酸甘、微温，散瘀血，消食积；冰糖甘凉，甘酸合用，化瘀血而不伤新血，开郁气而不伤正气。本方除可用于瘀血发热外，还可以用于暴饮暴食所引起的消化不良、高血脂等症。

5 参麦茶

食材：太子参10克、浮小麦15克。

做法：太子参切碎，与浮小麦开水冲泡，温浸15分钟 即可代茶饮；或加水煎煮20分钟后去渣取汁。

用法：每日1份，分2次饮用。

功效：益气生津，泄热止汗。

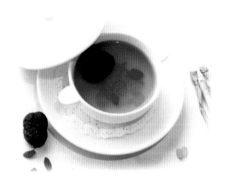

太子参味甘微苦性平，补气生津，是补气药中清补之品。浮小麦味甘性凉，益气除热，善能止汗。本方适用于气虚发热，症见自觉身热、劳后更甚、声低懒言、气短乏力或不动汗出、动则汗甚等。

6 粟米粥

食材： 粟米50克。

做法： 粟米淘洗干净，加清水大火煮沸后，改用小火煮至粥成。

用法： 每日1次，可经常食用。

粟米即小米，味甘咸、性凉，补中益气、泄热利尿。本方适于气虚发热。

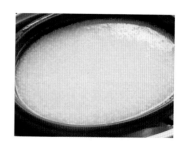

7 鸡肝粥

食材： 鸡肝50克、粳米100克、豆豉适量。

做法： 鸡肝洗净、切碎，粳米加清水、豆豉，煮至粥将成时，加鸡肝、食盐，再煮5分钟即可。

用法： 每日分2次服，连服2日。

功效： 补血养肝，清肝明目。

鸡肝补血养肝，粳米、豆豉健脾益气，豆豉又能清热除烦。本方适用于血虚发热证，症见自觉身热或有低热、下午夜晚明显、面唇爪甲舌质淡白，或头晕眼花、视物模糊等。

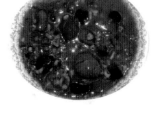

8 百合鸡子黄汤

食材： 百合20克、鸡蛋黄1枚、冰糖适量。

做法： 百合剥开、洗净，加清水大火烧开后改用小火，调入鸡蛋黄搅匀，再煮开后冰糖调味。

用法： 每日1次。

功效： 滋阴养血，清心安神。

百合滋阴润肺，清心安神。鸡子黄滋阴润燥。本方用于阴虚发热，症见下午晚上低热、手足心热、口干舌燥、大便干结、心烦难睡、睡中盗汗等；及热

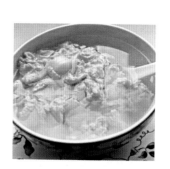

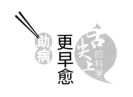
病后期阴血损伤、余热扰心，症见低热觉热、夜晚明显、面色淡白、手足心热、心烦不寐、梦多易醒等。

9 地黄粥

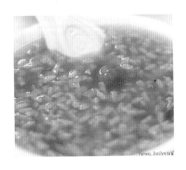

食材：生地黄20克、粳米100克。

做法：生地黄煎取汁液，粳米加水煮至米烂时，兑入生地黄汁。

用法：每日1份，分2次服。

功效：滋阴生津，清热凉血。

生地味甘苦、性寒，滋阴凉血，清热生津。粳米甘平，补中益气。本方适用于阴虚发热；热病后期、余热未尽、阴津损伤的发热，或有咯血等。

10 枸杞叶粥

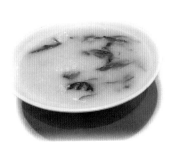

食材：新鲜枸杞叶、粳米各100克。

做法：枸杞叶洗净切碎。粳米，加清水煮至米熟时，加入枸杞叶及葱白、豆豉汁、食盐适量，再煮至粥成。

用法：每日1份，分2次服。

功效：滋阴补虚，清热除烦。

重用枸杞叶，补虚劳，清内热；粳米滋养脾胃，豆豉清热除烦，补中有清。本方除用于阴虚发热外，还可用以热病后调养调治。

> 食疗备要

（1）饮食宜清淡爽口，容易消化，忌油腻、辛辣、腥膻之物，以免加重脾胃运化负担，产生痰湿，郁而化热，加重病情。

（2）慎用苦寒或辛散之品，以免苦寒太过、损伤脾阳，辛散易于化燥伤阴、反而加重病情。

十六 虚劳

虚劳又称虚损，是多种慢性虚弱症候的总称。以神疲体倦、心悸气短、面容憔悴、自汗盗汗或五心烦热或畏寒肢冷、脉虚无力等为其主要临床表现。引起虚劳的原因很多，如先天禀赋薄弱，后天烦劳过度、饮食不节，或人病久病，失于调理、误治失治等，以致脏腑功能减退、气血阴阳亏虚、日久不能恢复而发生。

虚劳，可见于西医学中各个系统中多种慢性消耗性疾病，应在详细的病史和检查的基础上，做出诊断。

常用食材 » 大枣、板栗、核桃、花生、芝麻、莲子、桂圆、银耳、大豆、土豆、樱桃、牛奶、肉类、鱼类、禽蛋类、红糖、冰糖等。

常用食方 ### 补虚正气粥

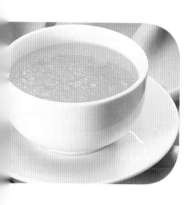

食材：黄芪30克、粳米100克、红糖少许。

做法：黄芪切片，冷水浸泡半小时，放入砂锅内煮沸，取出药汁，然后再加入冷水到黄芪锅中如上法再煎取汁，将两次药汁合并后，与粳米煮粥，红糖调味。

用法：每日2次，早晚分服，5天为1个疗程。

功效：益气补虚，升阳固表。

黄芪为补气药之长，既能补五脏诸虚，又能升阳举陷、益卫固表。本方可治一切气虚之损，症见声低懒言、倦怠乏力、不耐疲劳、时时自汗、经常感冒等。

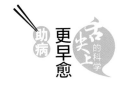

2 薯蓣拔粥

食材： 鲜山药120克，白面粉100克，葱、姜、
红糖各适量。

做法： 山药洗净去皮捣烂，然后与面粉相和，加
入冷水调制成糊状，再加入沸水中搅匀煮
作面粥，最后加入各种调料稍煮即可。

用法： 空腹食用，每日分2次服，连服1周。

功效： 补气健脾，养心益肾。

山药原名薯蓣，益气养阴，补肺脾肾，固精止带，补而不滞，为平补阴阳之
要药，治疗诸虚证。面粉由小麦所制，小麦具有养心、益肾、和血、健脾的
作用。本方亦用气虚之损。

3 醪糟鸡蛋汤

食材： 醪糟100 克、新鲜鸡蛋2个、红糖适量。

做法： 锅中放入适量清水后加热至沸腾，后放
入醪糟、红糖，待水开后，将鸡蛋打入
锅中，鸡蛋熟即可。

用法： 吃蛋喝汤，每天1份，分1、2次服，连
服3天。

功效： 温中健脾，补血行血。

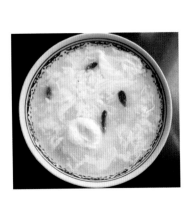

醪糟又名酒酿，益气生津，补血活血，
开胃健脾；其产热量高，富含碳水化合物，糖分，维生素B_1、B_2，蛋白质，
矿物质和有机酸等。鸡蛋滋阴润燥，益气养血；富含DHA和卵磷脂、卵黄
素，对神经系统和身体发育有利，能健脑益智，改善记忆力，并促进肝细胞
再生。红糖养血益气，活血温里。本方补而不滞，是血虚所致虚劳的食疗佳
品，症见面唇舌质爪甲淡白、头晕眼花、心悸失眠、精神萎靡等；又适于产
后、哺乳期的妇女。

4 龙眼肉粥

食材：桂圆肉20克、红枣10克、糯米100克、白糖少许。

做法：上述各物一并放入锅内煮粥即可，白糖调味。

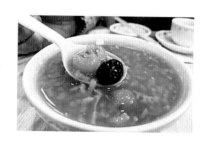

用法：每日1份，早晚分服。

功效：补血益气，养心健脾。

桂圆肉滋补气血，益心脾，安心神。大枣补中益气，养血安神。本方用于气血两虚所致的虚劳。

5 银耳莲子饮

食材：银耳、莲子、百合、麦冬各15克，冰糖适量。

做法：银耳洗净发泡，与莲子、百合、麦冬、冰糖置于锅中，加水适量，用火煨1小时左右。

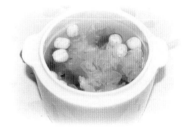

用法：每日1份，早晚分服，连续服用2～3周。

功效：滋阴补虚，生津养液。

银耳滋阴润燥，能提高肝脏解毒能力，保护肝脏功能，增强机体抗肿瘤的免疫能力，增强肿瘤患者对放疗、化疗的耐受力。莲子补脾止泻，益肾涩精，养心安神。百合、麦冬为滋阴养液之要药。本方用于阴虚所致的虚劳，症见形体消瘦、口燥咽干、五心烦热、颧红盗汗、下午晚上潮热等。

6 玉竹粥

食材：玉竹10～20克（鲜品30～60克）、粳米100克、冰糖少许。

做法：先将玉竹煎汤去渣（如用鲜品需先将玉竹洗净、去根须、切碎煎取浓汁后去

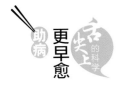

渣），然后将粳米加入玉竹汁内，加
入适量水煮粥，粥成后加入冰糖。

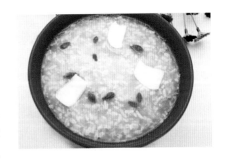

用法：每日分2次服，1周为1个疗程。

功效：滋阴润燥，生津增液。

玉竹原名葳蕤，养阴润燥，生津止
渴，尤擅滋养肺胃之阴，润养而不
滋腻，益阴而不恋邪。本方亦用于
阴虚之损。

7 神仙粥

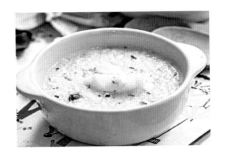

食材：山药、芡实、韭菜各30克，粳米
100克。

做法：韭菜切成细末，芡实煮熟去壳捣
碎，山药捣碎，一并与粳米混合，
加水，小火煮成粥。

用法：每日分2次服，连服3日。

功效：补虚助阳，温里散寒。

山药平补阴阳，补肺脾肾；芡实补肾固精，健脾止泻，与山药相似；但山药
补益之性大于芡实，芡实收敛之性强于山药，两药常相互配伍。韭菜补火助
阳。本方用于阳虚所致之虚劳，症见倦怠乏力、声低气短、面色苍白、畏寒
喜温、肢体冰凉，或有某处的冷痛隐痛等。

8 韭子粥

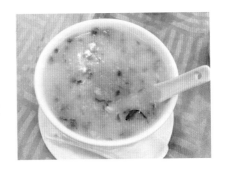

食材：韭菜籽20克、粳米50克、食盐适量。

做法：韭菜子小火炒熟，与粳米、食盐一
同放入砂锅内，加水适量，慢火煮
熟即可。

用法：每日分2次服，连服3日。

功效：壮阳补肾，温里散寒。

　　韭菜籽是温补肾阳的常用之品。本方用于各类阳虚之证。

　　（1）食疗虽能补益，缓解虚劳的症状，但虚劳为慢性疾病，其病因复杂，盲目进补大多有害无益。因此需明确辨证，把握尺度。

　　（2）注意劳逸相宜，动静结合，虚损较甚者，应卧床静养。

　　（3）虚劳患者应该密切注意气温变化，有意识的"避其邪气"，适时增减衣服。

　　（4）保持乐观情绪，节制房事，遵守医嘱，配合治疗，适当锻炼，坚持用药，方能获得良好疗效。